# 動動天才

## 伸展 重訓前

### 提升運動感的高效法

默劇藝術家——
JIDAI

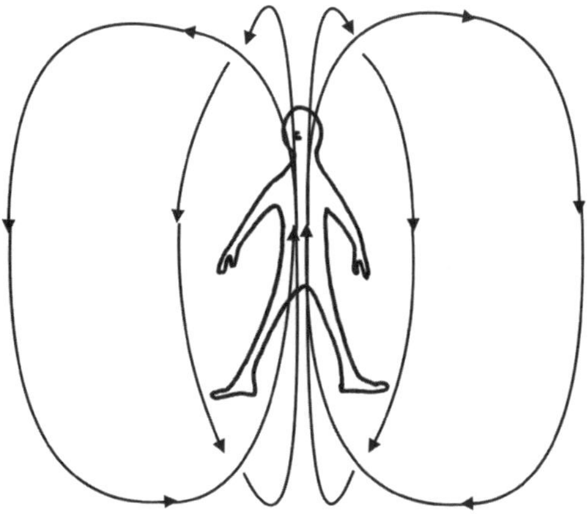

楓葉社

## 前言

「我沒有天份」，想必有許多人都曾經如此覺得，我也曾經這麼想過。不過，不能因為「沒有天份」就早早放棄吧？

我是這麼想的。「想做某事」本身就是一種天份，說得更精準一點，能持續做某件事，自然而然就會進入那個領域或世界，否則不管多麼有心，也無法持續做下去。

有位長年從事體育與舞蹈的朋友告訴我，**過度的熱情與努力不會讓身心感到疲憊**，而是會超越所謂的天份，享受更深層的快樂，或是想要傳遞一直**難以言喻的感受**。

不過，一說到天份，多數人都會聚焦在技術層面，但其實技術層面與心理層面是息息相關的，只可惜大部分的人都會將**技術層面與心理層面分開來思考**，導致技術無法發揮。

這是非常重要的關鍵。

比方說，就算你每天都瞑想，正式上場時，又能夠發揮多少效果呢？本書的內文也會提到，我們必須讓每天的練習或訓練成為一種瞑想，也就是進入「Zone（區）」的狀態。

我們習慣讓身心分開，然後再將身體視為不同的部位，**透過這種容易理解的形式讓自己安心**。不過，這種安心只是某種錯覺，而這種錯覺會成為手銬腳鐐，讓你無法抵達你本來可以抵達的境界。

**我一直覺得任何人都可以是自己身體的天才**，只不過很少人知道該怎麼使用自己的身體，超越身體的極限，而且就算知道該如何使用身體，可能也很難接受。

擺脫「天份」這個字眼，不再劃地自限，就能發揮身體的素質。我由衷覺得本書能幫助大家達到這個境界，所以仿照前著《利用超越肌耐力的「張力」活動！》（筋力を超えた「張力」で動く！，BAB Japan，暫譯）的方式撰寫本書，不讓本書淪為簡單的教學書籍。**就算知道再多別人的祕訣，頂多只能活得像別人一樣**，只有用自己的雙腳往前走，體驗自己的身體，才能擁有自己的人生。

因此，若是為了擺脫錯覺而閱讀本書，可以從第1章開始讀，也可以從篇幅稍長的「終章」開始讀，建議大家多讀幾遍，加深理解與督促自己實踐書中的內容。漸漸地，**您會發現自己也是操控自己身體的天才，並因此找到希望**。

話說回來，我自己也仍在摸索，大家都是戰友。我向來認為，來上課的人不是學生，而是有志一同的夥伴。

身為**「ART MIME」**成員之一的我，不斷地鑽研情緒張力十足，又能藏樹於林的肢體表演，也為了讓自己的身體擁有這般張力，研究日本舞、體育、武術與身體功課。此外，也在指導的過程中明白來上課的人遇到哪些盲點，以及知道該如何幫助他們跨越障礙。如果能讓各位突破盲點，跨越障礙，那將是我的無上榮幸。

如果各位能夠跨越障礙，甚至達到**「身心平靜」**的境界，身為作者的我也與有榮焉。讓我們試著推開另一個世界的大門，一起用自己的雙腳邁出第一步。

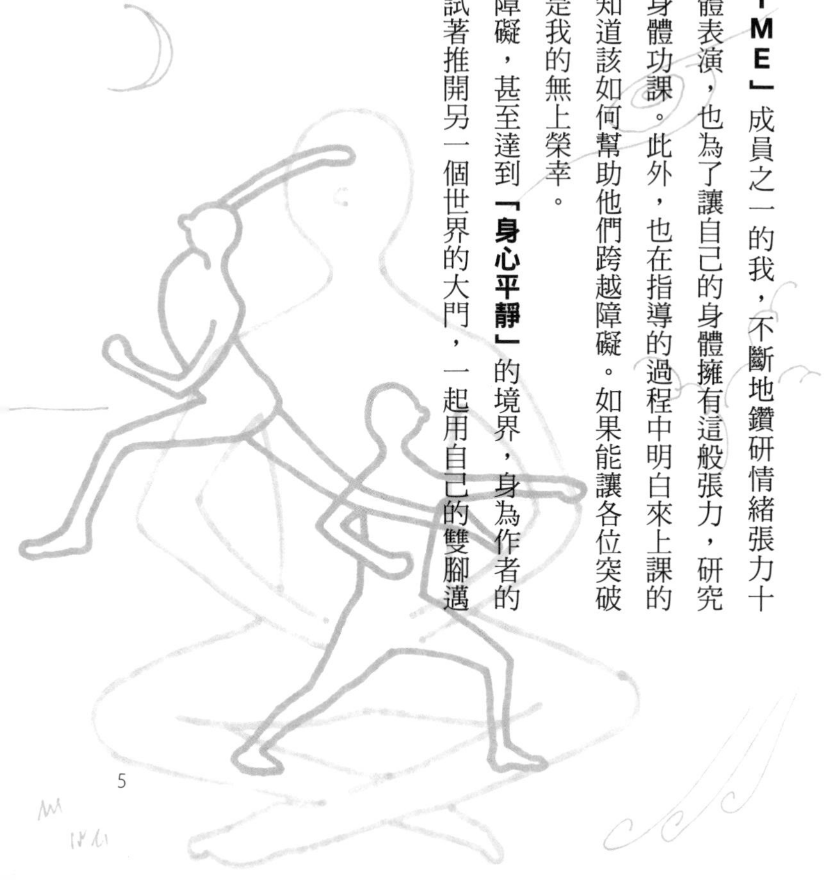

# CONTENTS

CONTENTS

# 第5章

## 自然體就是協調體

# 終章

## 生活方式會於訓練之中展現



※網址分享有時會因為網站等狀況，未預先告知就變更或移除；內容如為外文，恕無法提供翻譯。如有造成不便，還請見諒。

# 第1章

# 如果用眼睛就能學得起來，事情便簡單多了

## 必須用眼睛偷學

在師徒制或是武術傳承的世界很常聽到「用眼睛偷學」這句話。這句話聽起來好像很，但大家沒有「就算叫我用眼睛偷學，但好像很難耶？」這種感覺嗎？

就算真能用眼睛偷學到某種程度，之後可能就會遇到瓶頸，不知道該看哪邊，該學什麼，甚至還會遇到覺得自己已經很認真邊看邊學了，還是被師傅大罵「給我好好看著，偷懶什麼」的情況……為什麼會這樣呢？

我覺得這類情況不只在師徒制或是武術傳承的世界發生，而是任何世界、領域都有的課題。除了肢體表現、肢體演技這類我的專業領域之外，各種體育領域或是演奏、歌唱這類音樂相關領域，抑或誰都可能輕鬆從事的健身領域都是如此。

不管是哪個領域，導師都不可能傳授所有知識，或說有些東西怎麼教也教不會，說得再精準一點，那些**教不來的東西**，**才是真正想傳授**、**需要傳授**的部分對吧。

驅使身體這件事，是同時讓身體的各個部位動起來，只要**牽一髮，就會動全身**，而且當事人不一定能感受到這點。反觀**語言也有所謂的時序**，所以**說明的時候，很難完全描述實際的情況**。

而且不管是誰，往往無法感受到自己的身體正在不斷地變化，負責指導的人，也無法洞悉自己的身體發生什麼事情。天才或是從小就學習某些才藝的人，越是無法察覺自己身體的變化。

所以，「用眼睛偷學」絕對不是導師的刁難，而是要傳授奧義，就必須這麼做（雖然不是每個人都想傳授祕訣，但基本上是如此）。

「用眼睛偷學」這句話或許聽起來有些誇張，**但不管是誰，都會遇到不能只聽導師說明，得自己親眼見證才能學得會**的情況，所以才需要做一些努力。

如果遇到這種情況，不妨問問自己「為什麼沒辦法用眼睛偷學？」並且試著尋找解決方案。

## 為什麼沒辦法用眼睛偷學？

### ①看得太認真

師傅那句「給我認真看」自然是無從反駁，但有時候太認真看，反而會適得其反，因為太認真看，**反而會看得太仔細**。

每個人對於「看」的定義都不同，有些人會站在對方（例如師傅）身邊，盯著對方的右手或左手看，甚至是盯著對方的腳邊對吧？但，這種人當然學不會用眼睛偷學的技巧。

一如前述，身體的動作通常是全體的，所以我們若盯著某個部位看，再繼續盯著其他部位看，往往無法掌握對方的身體發生了什麼事情。

就算盯著同一個部位。

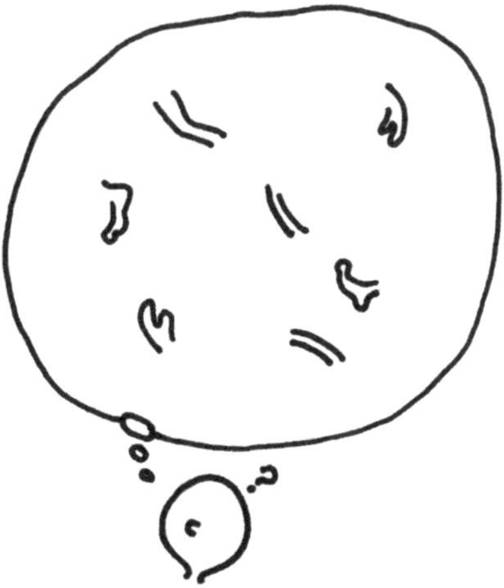

一旦太注意單一部位，
反而會陷入混亂。

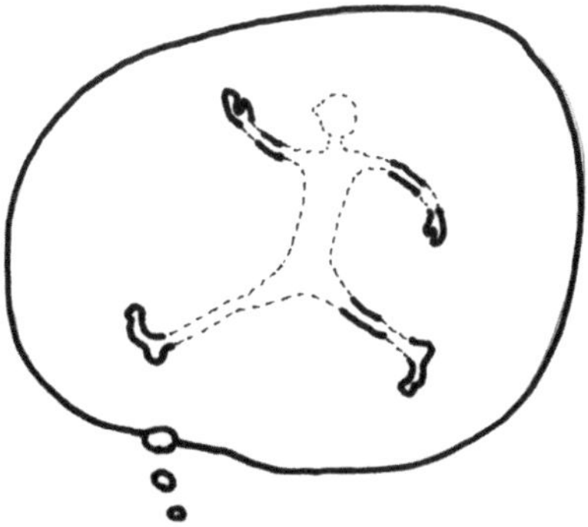

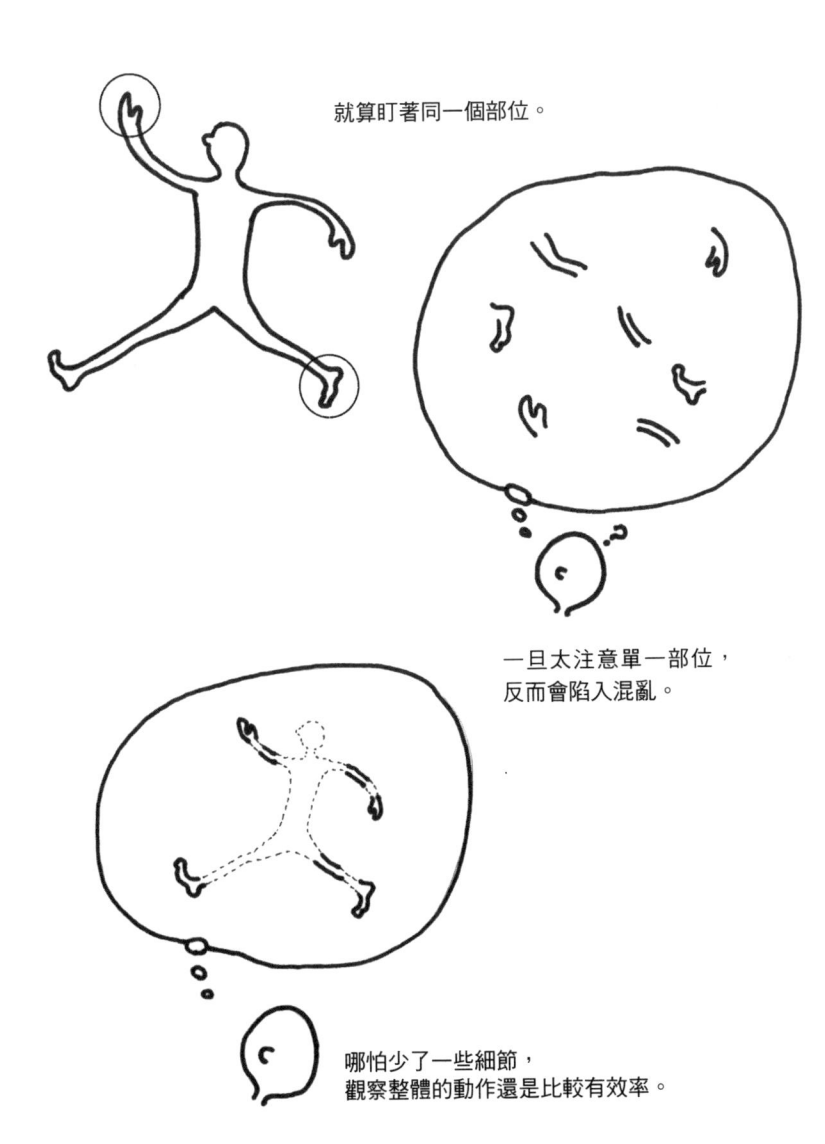

哪怕少了一些細節，
觀察整體的動作還是比較有效率。

### ②資訊量的差異

師傅或是導師與你的身體不一樣。這裡說的不是肌耐力、柔軟度、身高、身體各部位大小、體重這類物理因素的差距，而是身體具備的資訊量不同。或許**可用新舊型的電腦來比喻，或是液晶螢幕的畫素數量來比喻**吧。

基本上，導師比你更能掌握身體的每個角落，反過來說，**你對自己身體的理解就比較不夠精準**。大家是否有過在接受導師指導後感嘆「導師居然能夠做到這種地步」的經驗呢？那就是資訊量的差距。

### ③能量通道不同

這也是最重要的部分，所以這個主題更需要仔細說明，不過，**若是將這種能量通道解釋成天賦或是與生俱來的才能**，可能會讓很多人想要放棄。

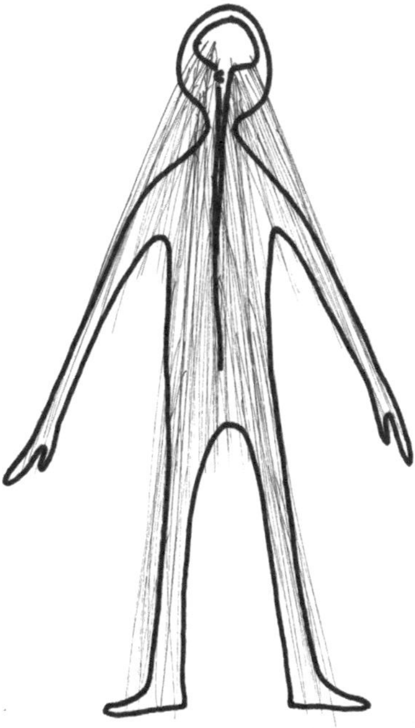

**神經迴路的密度、**
**精確度較高**

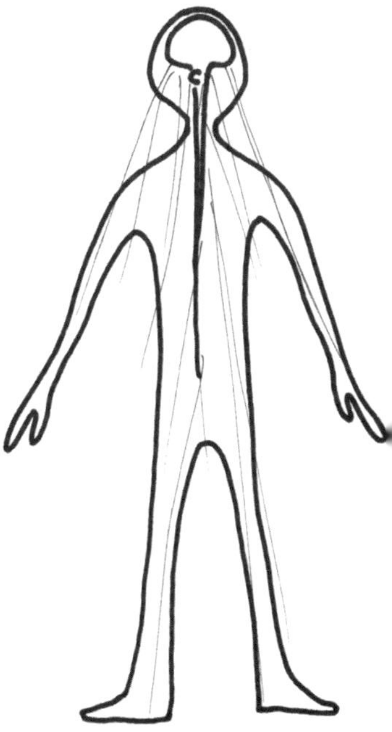

**神經迴路的密度**
**較低、較粗糙**

儘管身體內部的資訊量有著明顯落差，許多人還是誤將「大家應該都一樣」這點當作前提，這也是常見的盲點。

**就算看起來都是站著，能量的流動方式也不一定相同**

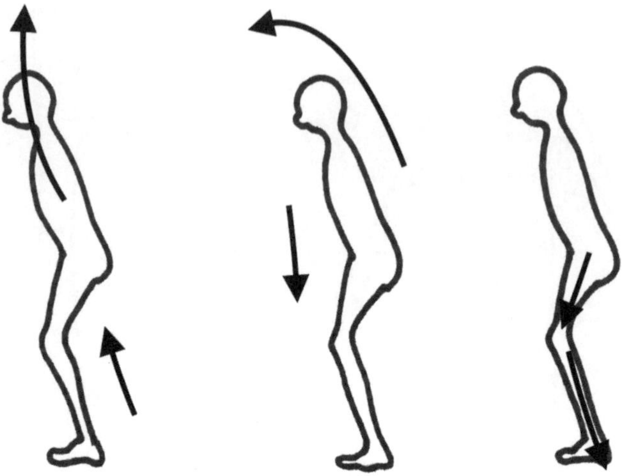

能量是什麼？就讓我沿用前著的「河流」來比喻吧。流經體內的河流都經過何處？比方說，當我們從椅子站起來的時候，**導師與你的河流流經路線是不同的**。而除了站起來之外，蹲下來的時候也是一樣。

這就是許多人的盲點，我也在許多課程發現這類盲點。許多時候我們不在意能量通道的差異，不管是導師與學生也沒察覺這些差異，不然就是發現了這些差異，卻不知道該如何應對，**只好以每個人的能**

**量通道應該都一樣為前提，授課或是學習**。

所以導師與學生都覺得「為什麼學這麼久都學不會？」。

這是為什麼？要用眼睛偷學，身體的資訊量就必須與對方相當，能量通道也必須相似，所以大部分的人才覺得很難用眼睛偷學吧？

若是早期的師徒制，**徒弟一天二十四小時都跟著師傅身邊**，所以會以耳濡目染的方式吸收師傅的一舉一動，也才能學會某些特殊技術。

但是現代社會很少人能做到這點，**與師傅相處的時間也極為有限**對吧？所以用眼睛偷學要說多難就有多難！

話雖如此，還是有必要用眼睛偷學，所以我才想要幫助大家學會用眼睛偷學的技術。那麼，到底該怎麼做才好呢？

# 為了不要看得太仔細，當成「聲音來看」

## ◉盡可能不要看得太仔細

許多人常犯的錯誤就是過於計較細節，而為了避免這類錯誤，建議大家**觀察整體的氛圍**，這當然不是要大家忽略細節，而是先以整體為主，再仔細觀察箇中的細節。這與先觀察各部分的細節，再將這些細節拼成完整的意象是完全相反的概念。

有些人會將從整體觀察細節這種方式稱為「用心觀察」，但這種說法實在太過抽象，就算對這種說法有感覺，**若無法具體落實，就沒有任何意義**，所以請大家務必注意這點。

這麼問或許有點偏離主題，但大家是不是很常聽到「醫師看的是部分，而不是整個人」這種說法呢？治療病灶與病人恢復健康本來就是兩碼子事，但我們總是會莫名其妙地覺得一部分的問題會造成整體的問題。

明明有人怎麼檢查都沒問題，卻還是會跟醫生說覺得不舒服，這時若醫師回「怎麼會這樣，很奇怪耶」，奇怪的反而是醫師吧……？

假設在觀察動作時，只盯著身體的每個部位，這豈不是跟上述的醫師一樣，只看局部，不看整體呢？

每個人都是有機的生命，**運動方式與機械完全不同**。一如將身體的每個部位拼湊起來，也無法拼湊出生命，做為生命表徵的身體本來就是不可分割的整體，只是為了方便觀察才將身體分成不同的部位而已。

讓我們回到正題吧。若要從整體觀察局部，就不能靠得太近，而是要掌握整體的「氛圍」。

## ◉當成聲音來看

因此，觀察整體的祕訣就是將整體置換成聲音。所謂的聲音就是指**擬態語**、**擬音**。剛剛提過，我們需要掌握「能量的通道」，而要全面掌握能量的通道，可以透過聲音觀察。這不是什麼很困難的事情，感覺上，就只是在玩**「扮家家酒」**的遊戲而已。

在玩「扮家家酒」的時候，自然會變成該角色的音色對吧？這是利用這種感覺，默默地感受對方的身體與動作，試著從對方的身體與動作在心中發聲音。

比方說，若是覺得對方的站姿很俐落，很有力量，可試著在心裡發出「咻」「嘖」的聲音。如此一來，會發生什麼事情？答案是，別人那些俐落又充滿力量的動作原本與你無關，但是當你試著在心裡發出聲音，**你會覺得自己的身體與別人的那些動作產生了關聯**。

而且那些動作的流動感也會在心中化為聲音。這當然也是一種「扮家家酒」的遊戲。當你拿著玩具飛機假裝在天空飛的時候，你會怎麼做？是不是會用嘴巴發出「咻咻咻」的聲音？**這就是透過聲音的韻動或是抑揚頓挫掌握整體動作的意思**。

越是認真的人，越容易默默地觀察事物，意思是，這樣的人**習慣安靜地觀察自己的身體**，但久而久之，**從視覺接收的資訊就會數位化**，很像是在看某種動作的分解圖一樣，此時不管再怎麼仔細觀察，這些分解圖都不會**動起來**，所以不管再怎麼模仿對方的動作，也只能學到不太自然的動作。

所謂的動作是在空間移動的行為。就算只是要讓手動一動，如果空間不夠，又怎麼能做得到呢？而在空間之中移動是需要時間的。

或許大家覺得我在說廢話，但**空間與時間都具有意義**，而所謂的動作指的是在空間之中的位置有所更動，這個過程也伴隨著時間的變化。

當我們換個指標來看，這種變化就是所謂的聲音。

## ◉別人的事情，自己的事情？

剛剛好像把話題弄得有些複雜了，但總之在觀察整體時，可試著將動作置換聲音，這也是非常有效的方法。

默默觀察動作時，很像是在分析動作對吧？分析固然重要，但希望大家不要忘記要**先有整體，才能進行分析**這件事。

與**大腦進行的分析相比，將動作轉化為聲音是身體的步驟，能讓他人的感受成為自己的感受**。此外，**分析通常是事後行為**，但利用**聲音觀察動作則是同步進行**。

**學術方面的分析**的確會讓人產生「原來如此」的感覺，卻**無法讓我們知道，該怎麼做才能做出一樣的動作**，這是因為分析是事後的步驟，是屬於他人的事情，無法讓我們感同身受，也無法讓身體同步感受別人的動作。

如果你想成為實踐者，而不是學者的話，只需要將動作視為聲音。

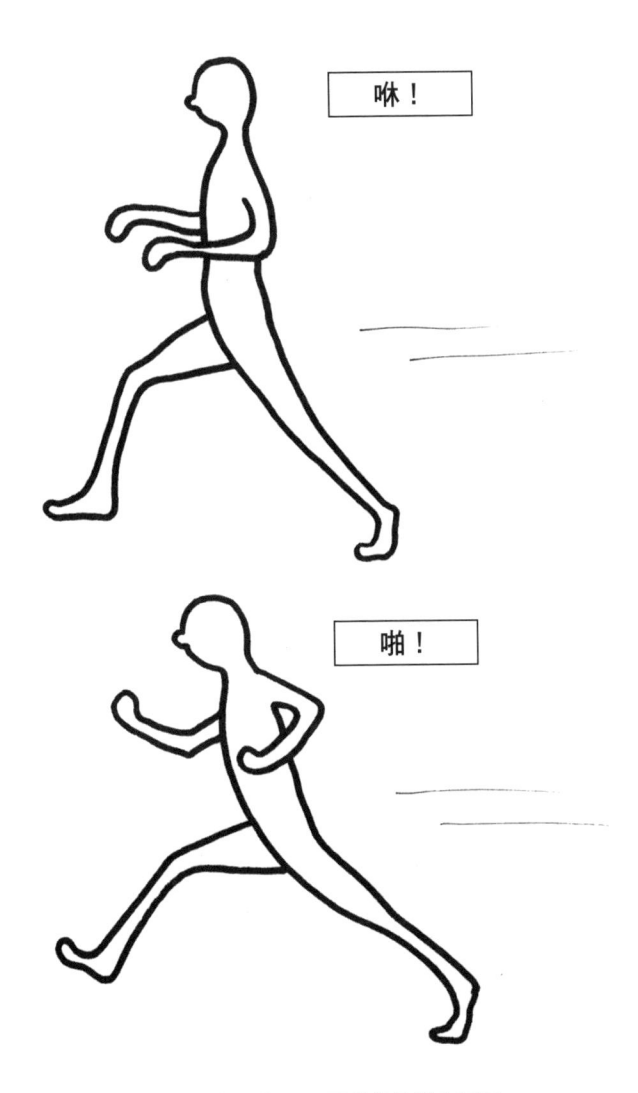


就算都是「快速移動」，只要想像的聲音不同，
實際的動作也會跟著改變。

## 邊看邊偷學的前提②

# 增加資訊量的「自我調整運動」

### ◉自我調整運動的優點

持續將動作看成聲音，就能更精準地想像聲音，**不知不覺，你的身體所擁有的資訊量就會增加**。不過，在此還要建議大家搭配於前著提及的自我調整運動。

雖然內容有些重複，不過還是容我再次說明一遍。**自我調整運動**就是**自己調整自己身體的運動，一邊碰觸自己的身體部位或是針點某個點施壓，讓該部位動起來的運動**。

簡單來說，就是一邊按住大轉子（靠近大腿骨髖關節附近的部位，在髖骨下方往外突的骨頭）一邊旋轉腰部這類動作，大家可以想像成一邊觸摸肌肉與肌肉的分界、關節的凹陷處或是骨頭，一邊運動身體的動作。

在此為大家介紹幾個自我調整運動的優點。

● 可透過觸摸的方式讓該部位醒過來與紓緩。

● 可以學會觸摸某個部位或是針對某個點施加壓力的方法。能夠進一步想像該部位更深層的位置，以及提升觸摸的感受度。

● 可以一邊觸摸（感受該部位的變化），一邊運動，讓該部位放鬆，以及提升察覺細微動作的敏感度。

● 邊觸摸邊運動可以發現哪些肌肉出力或是左右兩側是否不平衡，並修正動作。因此，就能清楚感受身體的反應以及身體發生了什麼事情，讓全身的神經一起變得活躍。

● 可以提升對身體的感受度，像是看著身體的解剖圖一樣。

**一邊觸摸大轉子，**
**一邊扭腰（自我調整運動）**

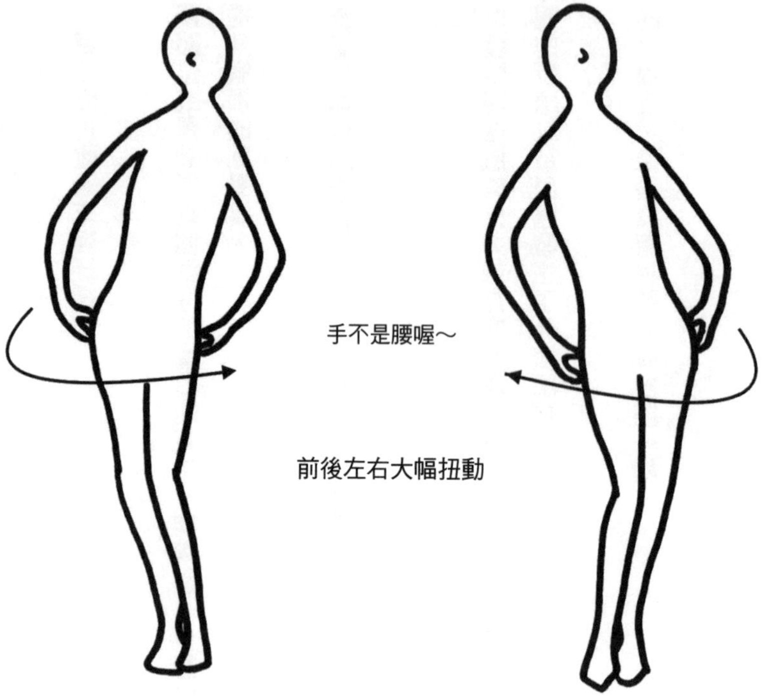

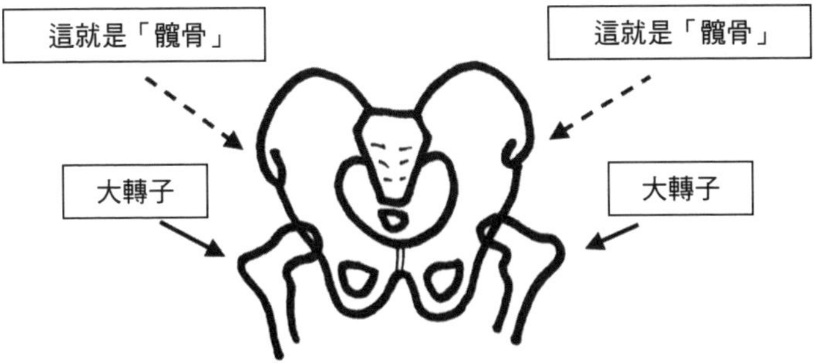


大轉子就是大腿骨外突的骨頭，用手指摸著大轉子（*大轉子位於髖骨下方一個手掌的距離，讓腰部往旁邊推，就會發現有塊骨頭被往外推出去），透過手指感受這塊骨頭的動作。觸摸的部位最好位於後方（屁股的凹陷處）。
做這個運動時，可試著讓雙腳靠攏或是張開，試著在不同的情況下進行。
要注意的是，要讓中間的骨頭一直大幅移動（仔細體會大轉子往外推與往內縮的運動）。
建議一邊調整觸摸的位置，一邊運動，藉此用力摸出大轉子的形狀。

除了第一個優點之外，其他幾乎都是專屬自我調整運動的優點。這些感覺在做有速度又有力量的運動時，會**默默地發揮效果**，意思是，**身體的自我判斷與自我調整力會有所提升**（自我調整運動不能只是靜靜地做，還要搭配重訓的動作）。

此外，在做自我調整運動時，會有種手指被吸入該觸碰的肌肉分界或是凹陷處的感覺，我把這種位置稱為「穴」，而這種穴能夠正常運作，就能做出優良的動作，我也都將這種穴稱為「祕穴」。

## ◉提升神經迴路的精準度與密度

對身體的各部位進行上述的調整，就能讓驅動身體的神經回路變得更敏感，更精準。**所謂的「資訊量不同」指的就是神經迴路的精準度與密度的差距**。雖然是自己的身體，但是當神經迴路的訊號過於雜亂或是稀少，大腦與身體就很難交換資訊，你也就無法隨心所欲地驅使身體，你以為你已經做出想要的動作了，但其實根本沒有。大家只要觀察小朋友與老年人，大概就會知道我在說什麼。

**如果沒有提升神經迴路的精準度與密度，那麼再怎麼拼命練習**，結果都一樣，只是不斷地使用神經迴路而已，更糟的是，有可能強化了不太好的神經迴路，這也是為什麼很難改掉壞習慣的原因。

你的身體、你的動作都是由過去的你所打造的，現在的壞習慣，或是算不上壞習慣、但不太理想的狀態，也**只在以前的某個時間點能夠改善**，如果那時候不改善，恐怕會一直無法改善。

小朋友拿筷子的時候，只能夠握著嗎？在手部與手指的神經迴路健全之前，無法好好拿筷子這件事很奇怪對吧？**但真正的問題是，一直改不過來，一直都只能握著筷子**，一直學不會使用筷子的方法。

**自己的身體、自己的動作如果一直都被壞習慣影響**，之後就算沒有變得更糟，恐怕也不會變好。

有些人會因為身體不適或是疼痛而請按摩師傅按摩，但其實**疼痛是絕佳的警訊**，因為**身體正在告訴你**，它希望你將「之前」的動作改成「之後」的這些動作，這也能讓接下來介紹的「能量通道變得順暢」。

希望大家都能讓自我調整運動成為日常生活的一部分。

## 邊看邊偷學的前提③

# 調整能量通道的「創造身體的縫隙」

### ◉別讓肌肉妨礙骨頭移動

這裡是最重要的問題。大部分的人都不太注意能量通道，所以**總以為動作不流暢與肌力不足或是不夠柔軟有關**。

的確，如果能夠加強肌力或是柔軟度，會有一定的幫忙，但如果停留在這個層次，一股腦地榕行訓練，最終很可能會受傷或是導致身體出現不適。

話說回來，大家聽過**「用骨頭運動」**這種說法嗎？如果了解這種說法的內涵，就能夠朝著克服能量通道的差異邁出一大步。

不管是誰，在驅使身體的時候，骨頭也會跟著動。我們全身上下大約有200塊骨頭，而這些骨頭移動時，會以關節為支點。一般認為，人體的關節有365處，而移動骨頭的是肌肉，全身每個角落大大小小的肌肉約有600處，每處肌肉都不是塊狀的，而是由一條條細小的肌纖維所組成。

每條肌纖維都有神經通過，每條神經也會運作或是休息。由於這是無比精密的構造，所以當我們開始思考**哪條肌肉動起來了，動了多少這個複雜的問題**，就很容易想得頭昏眼花對吧？

市面上許多重訓或是雕塑身材的方法都能幫助我們釐清上述的混亂，但說到底，我們的身體還是由我們自己驅使，所以還是會遇到一樣的問題。

我以前也學過骨頭與肌肉的關係，也曾以「該如何驅使哪條肌肉」這種觀點進行訓練，可是我卻覺得這無助於我做出更好的動作，這是因為，我們很可能**陷入為了訓練而訓練的迷思**。

**以肌肉驅使骨頭**

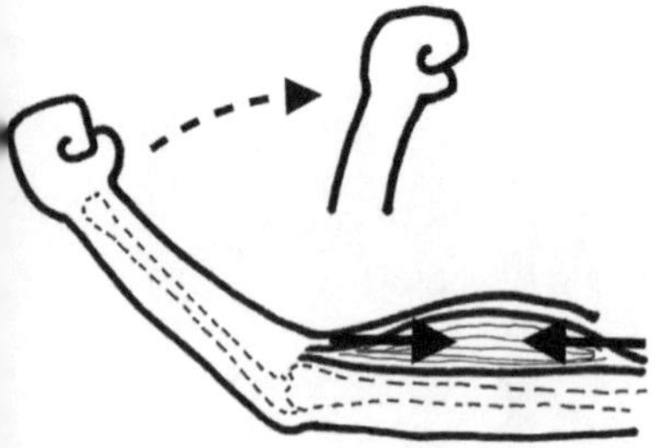

- 局部的動作變得容易
- 容易浪費力氣

**不讓肌肉妨礙骨頭運動**

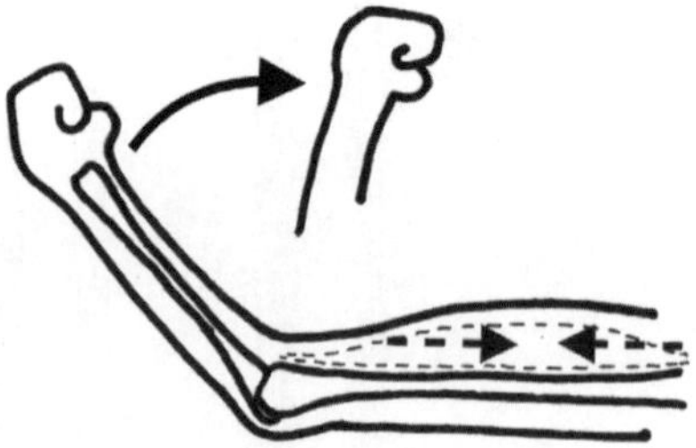

- 動作變得流暢
- 不容易浪費力氣

因此我想建議大家換個觀點，那就是**「不是肌肉驅使骨頭移動，而是肌肉妨礙骨頭移動」**的這個觀點。

當骨頭能夠自由運動，不受到肌肉干擾，猶如河流的能量通道就不會中途，也不會流到其他地方，能夠順利地流到目的地，而且還能讓流量增加。簡單來說，能夠**節省力氣，增強潛力**。

那麼該怎麼做，才能讓肌肉不再干擾骨頭呢？答案就是**不要填滿身體的「縫隙」**。

## ◉何謂身體的縫隙？

所謂的縫隙，最代表性的就是關節（包含縫合部），也就是骨頭以及骨頭之間的銜接處。

相鄰的肌肉也有縫隙，而且韌帶之間、韌帶與骨頭之間、肌纖維之間、內臟（各臟器之間）、呼吸道、口腔、鼻竇這些部位都有縫隙（細胞與細胞之間也有，分子與原子之間也有，但想得這麼細有可能會進入幻想的世界，最好不要有這種逃避現實的想法比較好）。

由此可知，我們可將縫隙想成**讓身體組織獨立運作所需的空間**。

比方說，相鄰的肌肉黏在一起（包覆肌肉的肌膜像是起毛球一樣，黏在一起），彼此干擾的情況（生理層面的問題），代表上述的縫隙很可能消失了。讓很少使用的肌肉收縮（神經的問題），也可說成是填滿縫隙的行為。

**請大家把填滿縫隙的行為視為太過用力或是緊繃的狀況**。縫隙過多，滲透力就會變

## 身體有各種縫隙

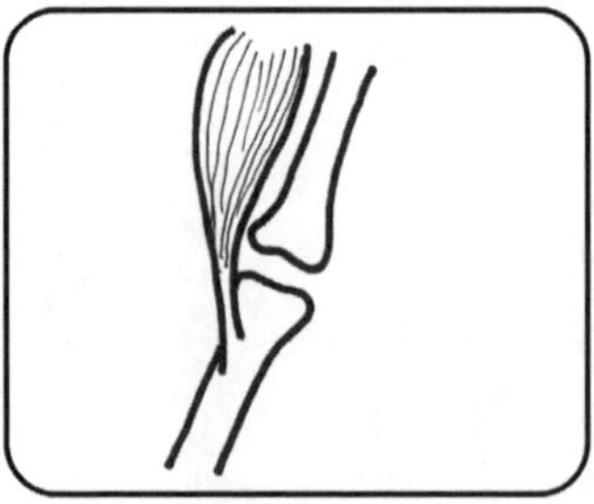

肌肉、韌帶與骨頭之間的縫隙

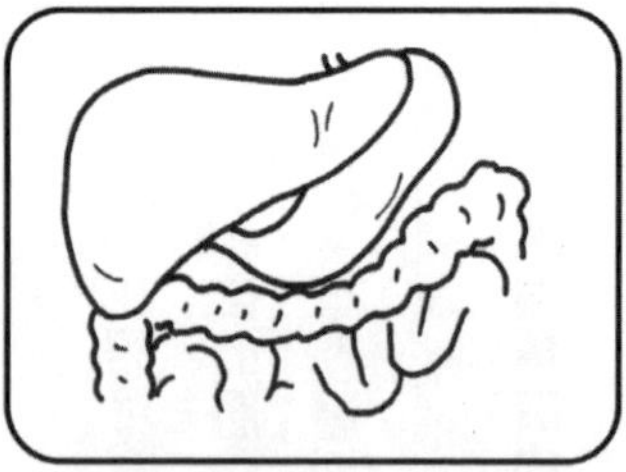

內臟（各臟器之間）的縫隙

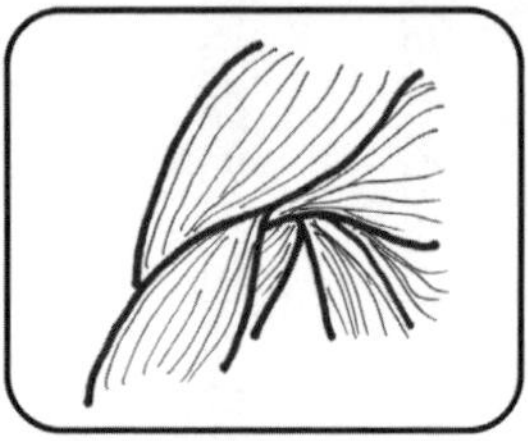

肌肉、肌纖維之間的縫隙

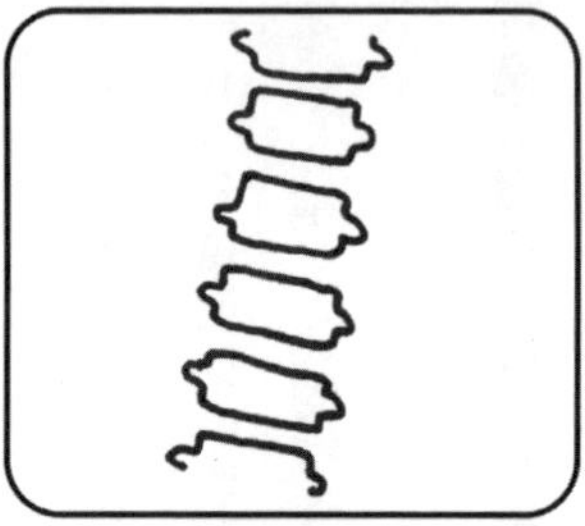

骨頭與骨頭
（關節、縫合部）的縫隙

強，肌肉就會變得柔軟；反之，如果縫隙被填滿，滲透力就會變差，肌肉就會變硬。

解決生理問題或是神經問題，避免縫隙被填滿，能量通過通道的方式就會改變，也就能更接近師傅的動作。

此外，這類身體的縫隙不只與肉體有關，還與後續介紹的「空間」有

**「縫隙」被填滿的身體**

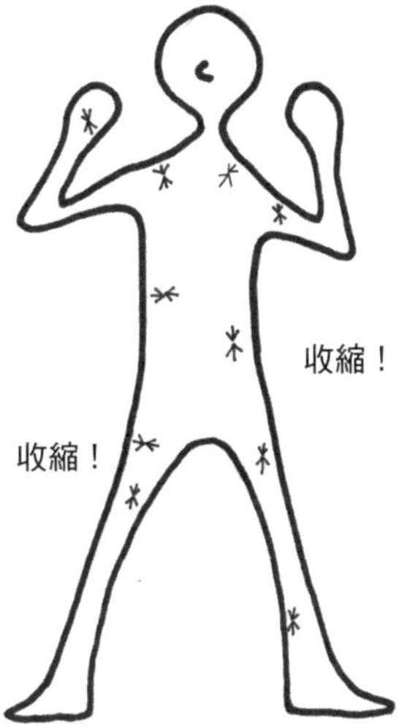


能感受到肌肉
＝感受到「我自己」

**「縫隙」沒被填滿的身體**

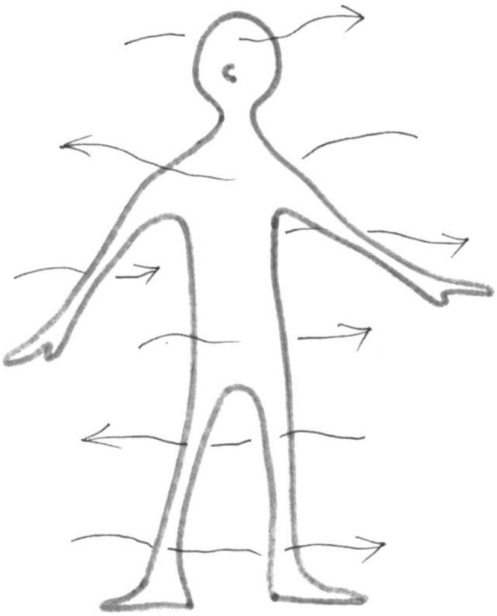

感覺能量快速流動
＝「我自己」的
存在感降低

關。**在驅使身體的時候，身體與空間的相容性很重要**，而填滿身體縫隙的行為，是一種對自己的**執著與自傲的表徵**，同時也是一種具有壓迫性與攻擊性的行為。

我們之所以在保護自己的時候，會讓身體縮起來也是同一個道理。所謂的相容性就是自己與對方或是空間融為一體的意思，所以當我們過於自傲，有可能就會感到不安。反過來說，**當我們保留身體的縫隙，就能讓無謂的自我意識變弱**。意思是，身體是內心的表徵，心靈是看不見的身體狀態。

當我們進一步了解**日式的能量通道，與西方的能量通道**，動作就會漸漸改變。這部分已在前著《利用超越肌耐力的「張力」活動！》。

除了注意體內的能量之外，若能進一步注意身體**與重力的關係**，也就是**如何巧妙地破壞平衡**，讓能量流出體外。一旦你了解到這點，就能以不同的角度透過眼睛偷學對方的動作。

這部分有機會再跟大家介紹，但只要將注意力放在能量，就會發現眼中的世界開始跟著改變。

## 觀察力的變化

以上介紹了三個元素，不過我真的想說的事情是，只要你不做任何改變，不管多麼

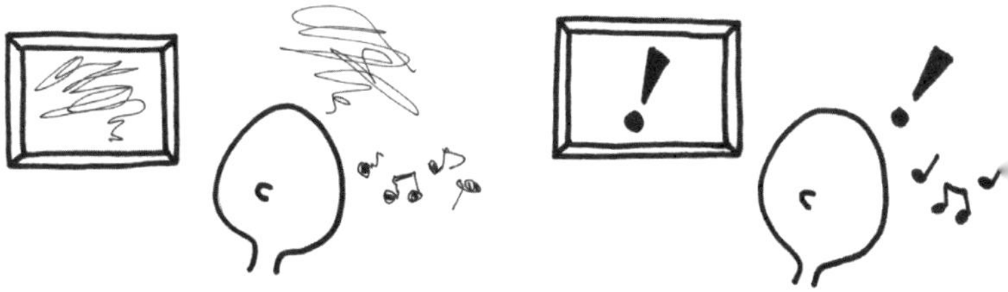

對身體的感覺變得不同之後，
對於繪畫與音樂的看法、聽法也會跟著改變。

想用眼睛偷學別人的技術，**也很難偷學到更多的技術**。

　這句話有點刺耳對吧？反過來說，明明你不懂竅門，卻還能偷學到這種地步，其實已經是難能可貴的事情了。**就在心底偷偷地說「幹得好」「我好棒棒啊！」吧**（笑）。從今天開始，你就能懂得竅門，學到你從未想像過的力量，所以就能對未來充滿希望。

　一旦學會這種觀察力，就不會只能觀察動作，**還能以不同的角度觀察、感受繪畫與音樂**。雖然每個人對於變化（能否察覺變化）的定義都不同，但只要懂得欣賞事物，世界就會變得更加豐富喲。

## 阻止你變得更熟練！潛意識的OK

不管是用眼睛偷學，還是手把手地慢慢教，**要學會箇中竅門，通常分成兩個階段**，思考目前位於哪個階段的熟練是非常重要的事情。接著則是**層次的轉換**，這與上述兩個階段的「熟練」是定義不同的「熟練」。

一開始先為大家介紹上述的兩個階段。

- **第一個階段是「在不會的狀態下，達到一定程度」。**
- **第二個階段是「在達到一定程度之後的發展」。**

這定義太過簡單了，對吧（笑）。不過，若不想清楚這個部分，就無法真的變強。大部分的人都有這個盲點，而且都不自覺。

這種乍看之下，簡單粗暴的分法到底有何意義？讓我們一起看下去吧。

**誰都能一眼看出第一個階段的熟練**

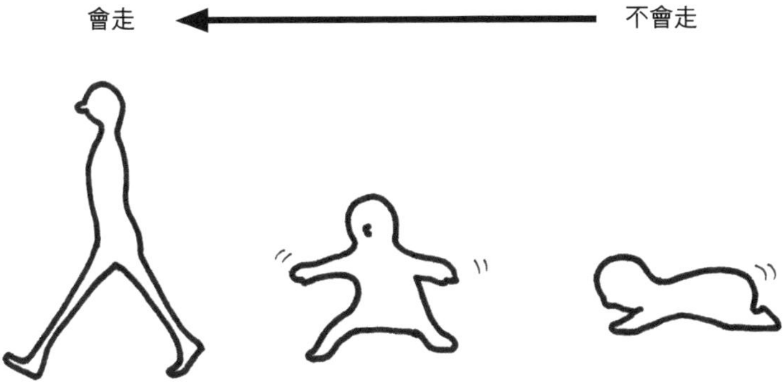


第一個階段的「在不會的狀態下，達到一定程度」的「一定程度」到底是到什麼程度呢？這其實是個大哉問，這是因為**沒有客觀的指標，純粹是個人認知而已**。

比方說，**走路、拿筷子這類日常的動作明明做過幾萬遍，卻不一定很熟練**。照理說成為走路高手也不錯，但其實不會有人真的這麼做對吧。當我們還是小寶寶的時候，不管是走路還是拿筷子，都不算是熟練，全靠不斷地練習，才能在長大之後學會走路與拿筷子。照理說，我們就是這樣學會東西的，但是，就是這個但是，一旦學到一定的程度，就會告訴自己

**第二階段的熟練**
**大部分的人都是這種程度的熟練**

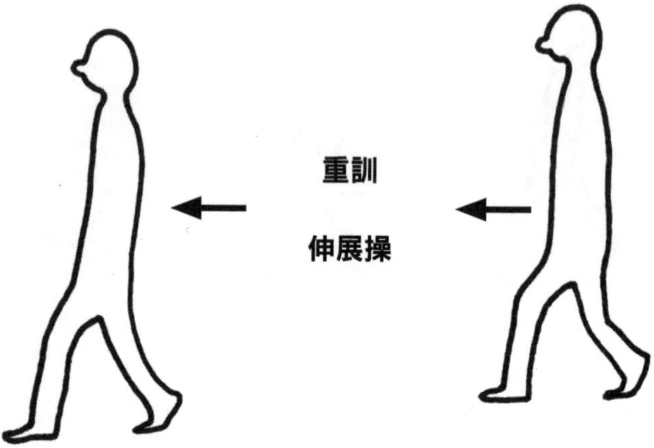


莫名地告訴自己「我會走路了，這樣就夠了」

走路的技巧沒有改善（能量線沒有產生改變）

「這樣就OK了！」

聽到這裡，大家應該會覺得「哪有這種事情！」對，我也這麼覺得（笑），意思是，我們都**莫名地告訴自己「這樣就夠了」**。

所以之後不管再練習幾遍，不管每天練習幾萬遍，也都不會更加熟練了。

學習技能這件事也是同一個道理，**不是拼命練習就一定能夠變成高手！**

這是非常重要的部分。**當我們莫名地告訴自己「這樣就夠了！」之後不管再怎麼練習，都不會變得更厲害**（大部分的人只是讓壞習慣變得更根深蒂固而已）。

## 熟練之後呢？層次轉換是什麼？

比方說，想要更懂得運用肢體的人，就會覺得自己「還走得不夠好」，所以才會想要不斷地練習走路。

所以就算有些看起來很厲害的人說「我還不夠厲害」，這其實是因為他知道自己已經到了普通人覺得厲害的程度，才會如此形容自己。**這與所謂的「謙虛」不同，只是因為看的層次不同**，所以真的覺得自己「還不算厲害」。

換言之，所謂的高手是**達到了一定程度的第一階段**，然後繼續努力，至於才達到一定程度就告訴自己「這樣就夠了」的人，就是**一般人**的程度。

就算沒想過走路的方式，老師或是導師都有一樣的問題，因為只要「技術達到一定程度」就能成為指導別人的人。所謂的**證照考試**就是測試程度是否達標的考試，而大家都知道，有些人會在拿到證照的第一階段就停止學習，有些人則會希望自己能進入第二階段。

就算都是導師，技術也會有明顯的差距。我覺得有不少老師或是導師的技術水準普通（或是不想進一步提升），卻很認真研究指導方法或是加強自己的魅力，而這其實沒有對錯可言。

就算只達到第一階段，還是有不少內容可以教給學生，話說回來，學生的資質各有不同，如果導師的技術太高，教學方式又不是太親切的話，學生恐怕學不會。導師的技術就算普通，但有時候這樣反而比較好學。

不過，現在想說的是，「自己如何看到學習技術與融會貫通」這件事。

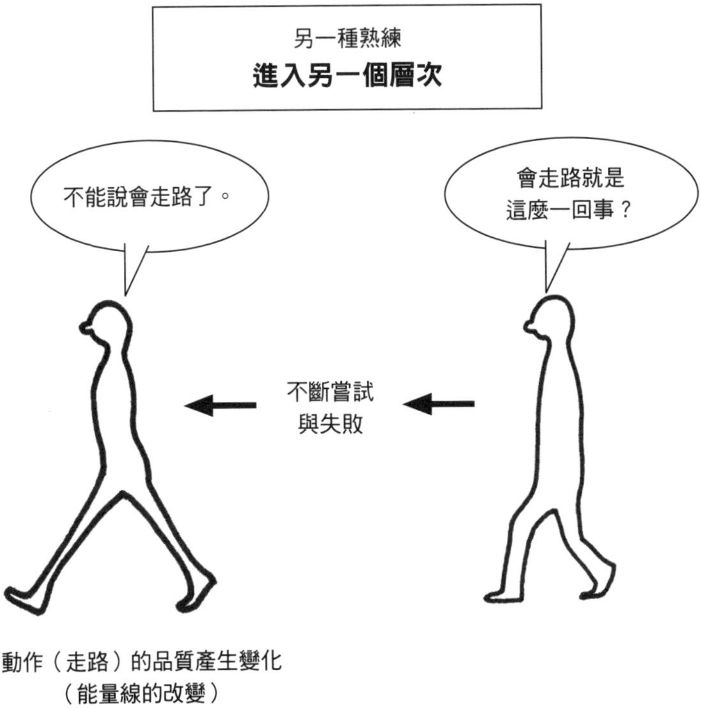
另一種熟練
進入另一個層次
不能說會走路了。
會走路就是
這麼一回事？
不斷嘗試
與失敗
動作（走路）的品質產生變化
（能量線的改變）

由此可知，每個人對於第一階段的「一定程度」有著不同的定義，但是否督促自己**進入「質（能量線）沒有變化」的第二階段**呢？還是會讓自己**進入「另一個層次」**呢？這是很大的分水嶺。

順帶一提，第二階段是第一階段的延伸，所以算是一種升級，指的是，**肌耐力提升、變**

**得靈活、技術變得更多元**這種升級，**這世上大部分的訓練都屬於此類**。

所謂的「其他層次」則屬於**天才或是有天份的人的領域**，本書當然也會介紹**進入這個層次的方法**。

## 前往其他層次的途徑難以言傳？

話說回來，這部分的熟練有一些稍微複雜的部分，那就是，就算已經是達到第二階段的人，比已經進入另一個層次的人更能夠發揮能力，**因為肌耐力、靈活度與技巧的豐富度都會成為武器**。這很像是「龜兔賽跑」的故事。**不管天份有多高，都無法贏過慢慢累積實力的普通人**，這也是常見的情況。

此外，從小寶寶或是小孩子的例子也不難明白，不管他們多麼懂得使用身體的方法，也不可能跑得跟大人一樣快，更不可能跟大人一樣拿起很重的東西對吧？

意思是，就算跟一般人一樣，不太明白使用身體的方法，只要透過重訓或是其他方式提升運動能力，或是能靠著毅力撐過極限，也會比**只是懂得使用身體的人拿出更好的表現**。

所以這種**已經締造了一定成果的人**，很難接受本書介紹的身體使用方法，會一頭栽進「質（能量線）沒有什麼變化」的第二階段，如果將注意力放在另一個層次，**通常會遇到撞牆期**。

這是因為，這些使用身體的方法都是以**身體為基礎**，一旦改變了使用身體的方法，從這些方法**延伸出來的技術**就得跟著調整。就這層意義而言，沿用原本的方法或許會比較輕鬆。

不過，一旦不小心受傷或是出現一些毛病，活躍的時間就會變短。一切取決於**當事人對自己的期待**。

**就算不檢視能量線，依循傳統，慢慢累積實力，**
**也能締造不錯的成果。但這只是曇花一現的結果。**

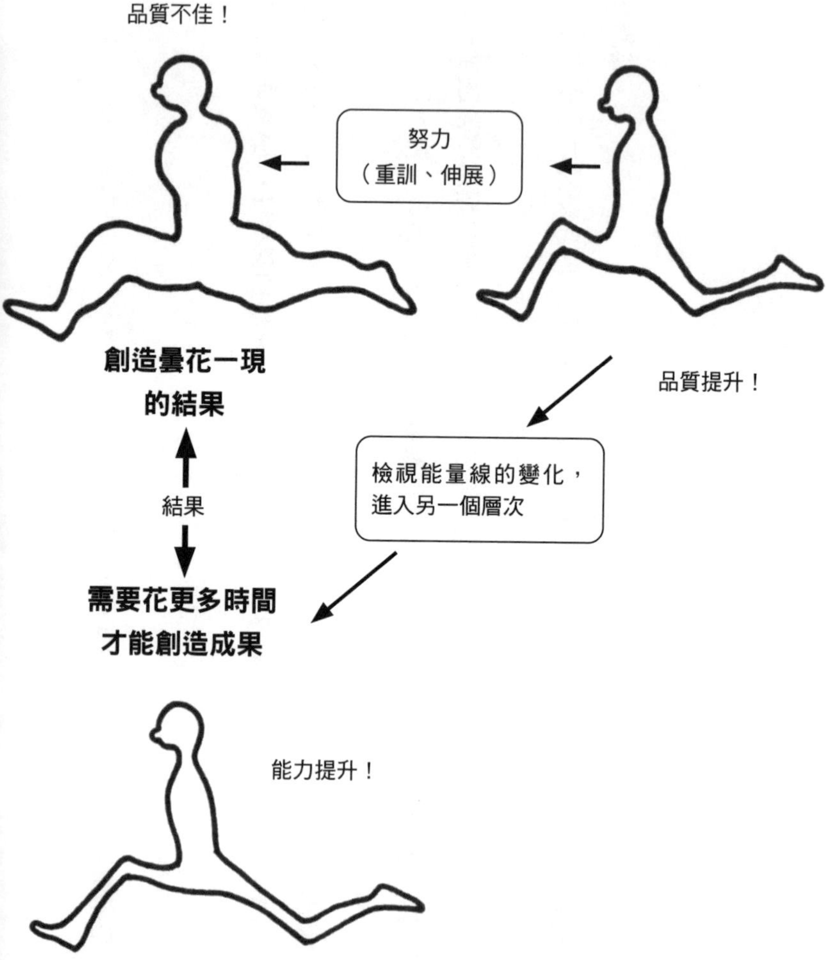
品質不佳！
努力
（重訓、伸展）
品質提升！
創造曇花一現
的結果
結果
檢視能量線的變化，
進入另一個層次
需要花更多時間
才能創造成果
能力提升！

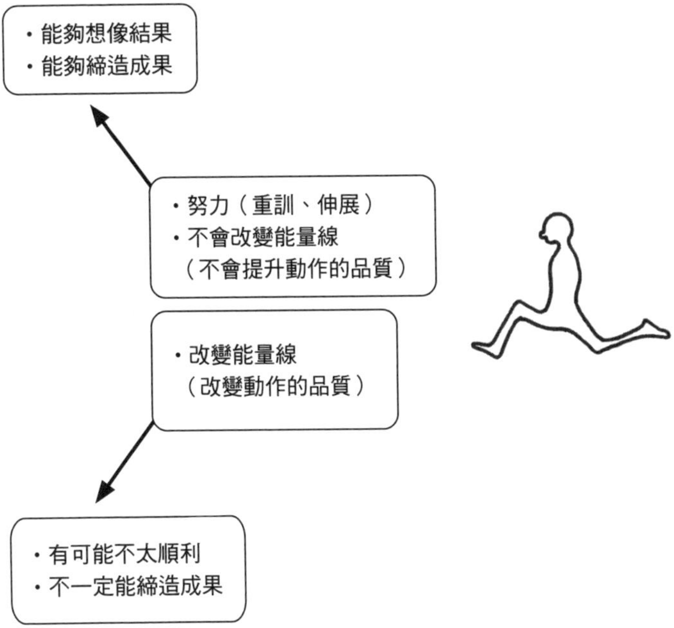
・能夠想像結果
・能夠締造成果
・努力（重訓、伸展）
・不會改變能量線
（不會提升動作的品質）
・改變能量線
（改變動作的品質）
・有可能不太順利
・不一定能締造成果

市面上的訓練方式幾乎都屬於第二階段的方式。雖然也有一些屬於其他層次，也就是天才才懂的方法，但一般人（以前的我）很難掌握這些方法，就算有心想學，層次不夠的話，也無法完全掌握與分析，所以**才會回到比較容易理解的第二階段，尋求簡單易懂的資訊**。

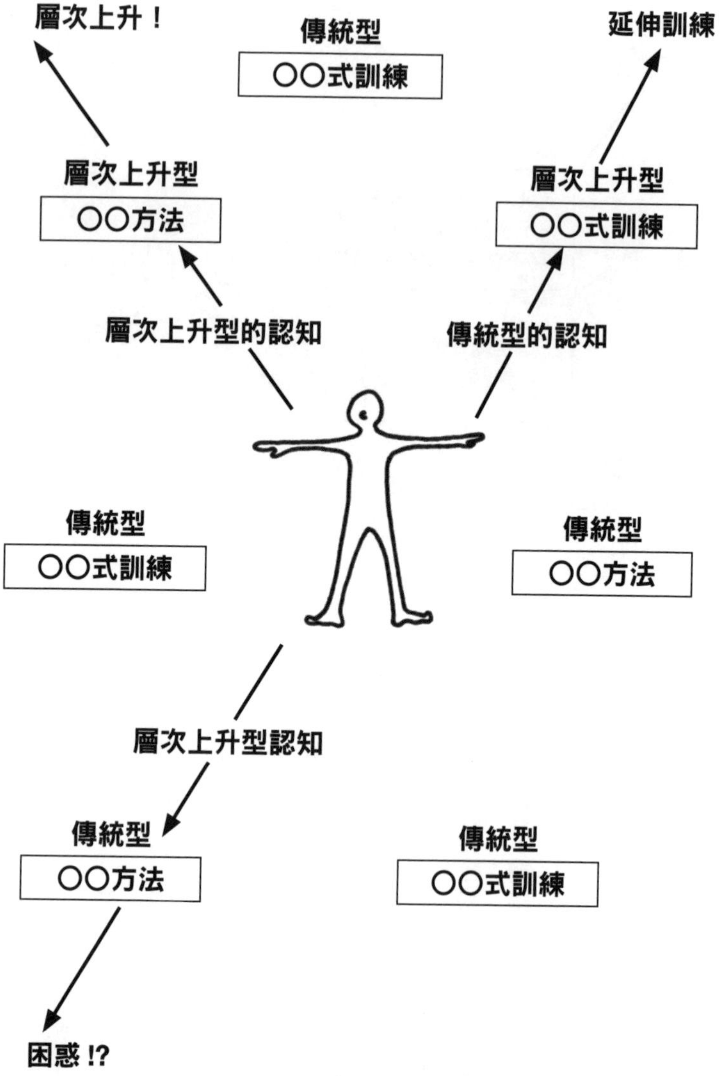
層次上升！
傳統型
○○式訓練
延伸訓練
層次上升型
○○方法
層次上升型
○○式訓練
層次上升型的認知
傳統型的認知
傳統型
○○式訓練
傳統型
○○方法
層次上升型認知
傳統型
○○方法
傳統型
○○式訓練
困惑 !?

就連讓人以為是某種魔法的軀幹訓練，也只是換成手臂或雙腳的肌力訓練而已，本質上都是一樣的。不管是第二階段的訓練，還是其他層次的訓練，都會**看成第二層次的訓練**。

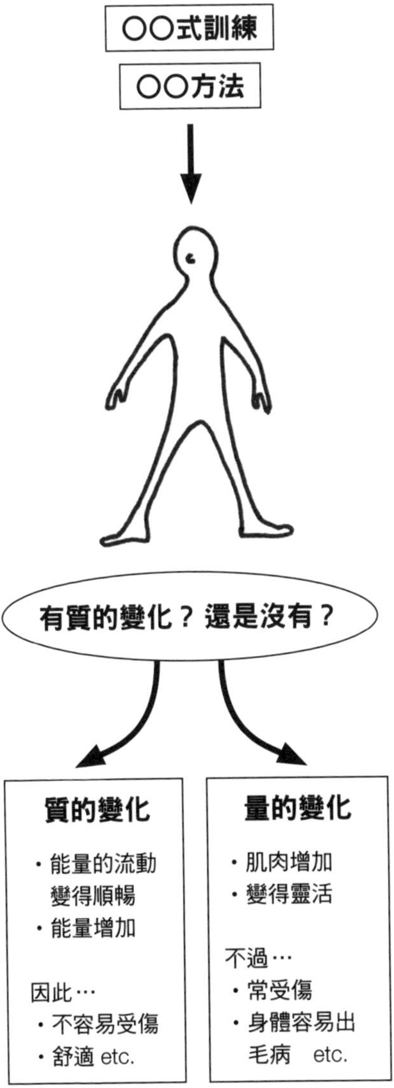
○○式訓練
○○方法
有質的變化？還是沒有？
質的變化
・能量的流動變得順暢
・能量增加
因此…
・不容易受傷
・舒適 etc.
量的變化
・肌肉增加
・變得靈活
不過…
・常受傷
・身體容易出毛病 etc.

## 踏入另一個層次的途徑是？

接下來就根據上述的內容，說明變得熟練的另一條途徑，也就是進入另一個層次的方法。這部分我也已經在前著提過。

一如前面提到的「還不會走路」的例子，當我們**開始思考那些自以為早就會的技術「是不是真的會了？」**或是開始思考自己想要提升到何種程度的時候，接下來該怎麼做呢？**此時的重點在於層次轉換，而不是傳統的練習方法**。換言之，是不是放下重訓或是伸展操這些方法，往其他的方向訓練的意思。

走路方式固然重要，但第一個重點是重新學習站立、握拳、張開手掌、回頭這些再平常不過的動作。要的不是大家慢慢地做這些動作，而是**學習順著身體的結構來活動的方法**。

此外，也得同時**學習呼吸的方法，以及身體與空間的相關性**。這部分會在後續的章

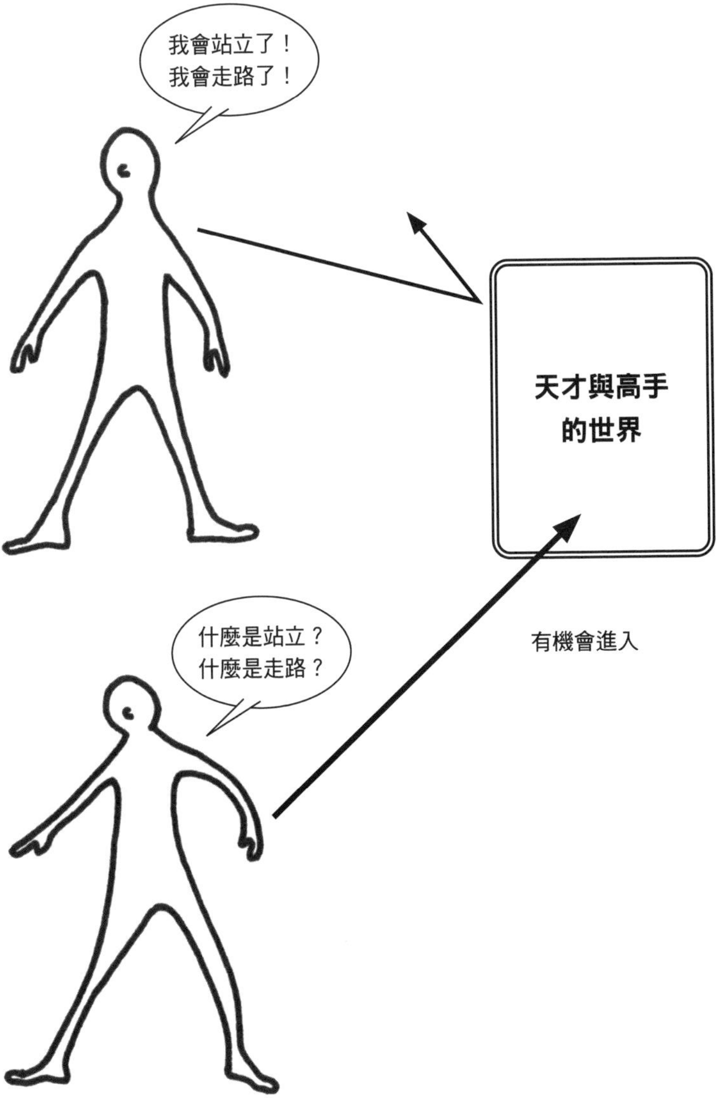
我會站立了！
我會走路了！
天才與高手
的世界
有機會進入
什麼是站立？
什麼是走路？

節充份介紹。此外（這次雖然不會提到），也要掌握身體與重力的相關性。**乍看之下，這麼做似乎在繞遠路**，但是卻可以幫助我們進入第二階層的人無法進入的層次。

換言之，你使用身體的方法會從根本改變，進入未曾想像過的層次與境界。反過來說，**只要沒進入這個境界，就無從想像達到這個境界之後，使用身體的方法**。

**正因為無從想像，所以才是另一個境界**，一般人完全無法了解這個境界的人的動作，所以會覺得……

「好像怪怪的。」

「說不出哪裡怪，但怪怪的。」

只能從自己的程度解讀這些天才的動作。

所以**一般人當然聽不懂這些高手到底在說什麼**。或許有些人自以為聽得懂，但其實真的聽得懂的話，誰都能輕鬆變成高手不是嗎？

## 天才的詞彙難以理解

有些事情是老師怎麼講解也解釋不清的，簡單來說，進入另一個層次之後，往往要求的是**全身的高度協調性**，但真要說明時，總是只能針對身體的某個部位講解，所以就算說明了每個部位，往往還是會顯得有些侷限，也無法組成一個協調的動作。此外，除了身體的協調性之外，**身心的協調性更是問題**。

這是因為，**將人體的每個器官湊在一起，也無法組成活生生的人類**（也可以理解成把活生生的人類分成不同的部位觀察，也無法將這些部位組成具有生命的人類）。

所以就某種意義而言，「用眼睛偷學」是最實用的教學方式，因為沒有人能夠教會真正的技術。不過這麼一來，就無法改變只有那些有天份的人可以存活，其他人都會被淘汰的模式。

其實**那些進入另一個層次的人不太了解一般層次的世界**，因為他們沒體驗過一般層次的世界，也無從教起，而且他們很清楚自己不知道該怎麼教（有些人則覺得教學不是

**明明天才的語言很難懂，卻以為自己說清楚了**

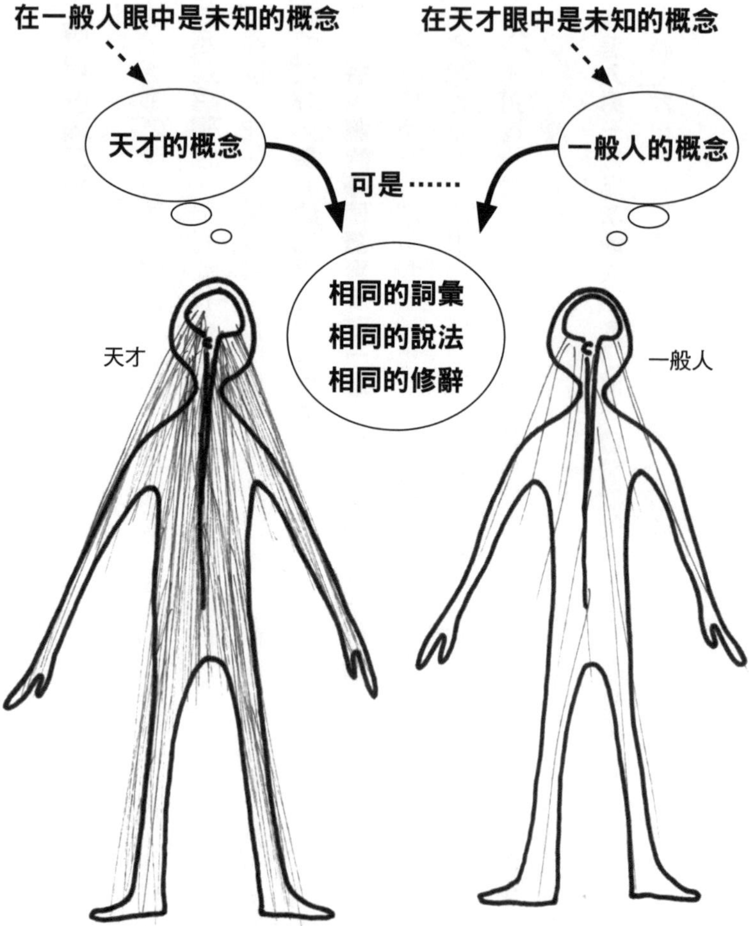
在一般人眼中是未知的概念
在天才眼中是未知的概念
天才的概念
一般人的概念
可是……
相同的詞彙
相同的說法
相同的修辭
天才
一般人

好事），所以才把把「用眼睛偷學」這句話掛在嘴邊。

所以一開始在一般人的層次掙扎，後來跳脫這個層次之後，我才介紹前一節介紹的「用眼睛偷學」的訓練方式。不過，這充其量是**受教者的課題**。

那麼，**傳授者又能做什麼呢？**答案是讓學生同時看到理想與不理想的動作。不能大幅改變動作，只能夠稍微調整動作，但是要讓學生看明白，讓學生**思考哪裡不一樣，或是讓學生知道重點在哪裡，感受兩者的差異**。比起只是做出理想的動作，這種方式的效果更加明顯。

我是透過後天的努力才達到另一個境界。我在指導學生的過程中，不知不覺地發現了，是**哪個因素讓我進入了另一個境界**，而當我將這個因素編入課程中以後，讓許多學生一時之間，透過自己的努力進入了另一個境界，也讓他們具備進入另一個層次所需的條件。

比方說

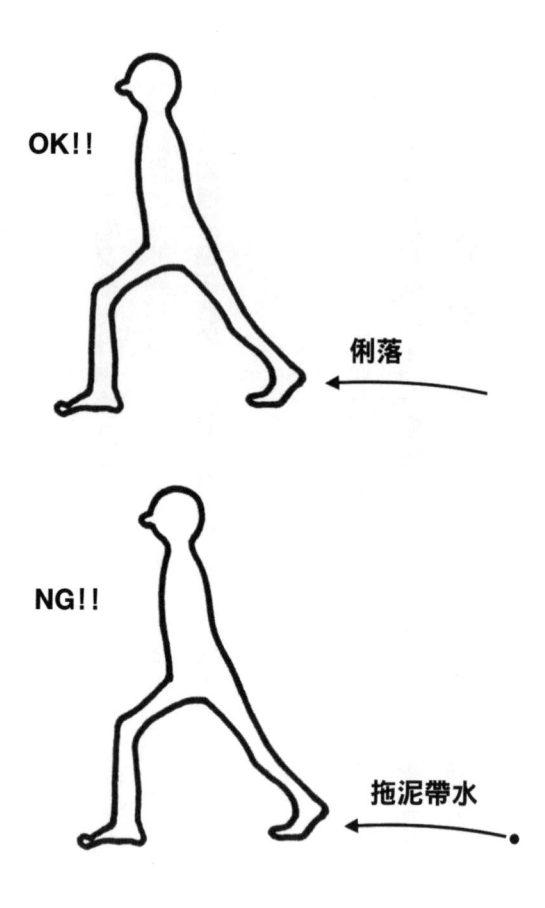


**指導者必須具備的條件**

先思考理想與不理想的範本（不能夠刻意改變動作）有何差異。接著再用語言說明，然後做給學生看。

學生現在也完全改變了，而且**誰都能開發自己的潛力**。

## 不能邊看邊偷學嗎？

到目前為止，介紹了邊看邊偷學的方法，但接下來要介紹的是**「不能邊看邊偷學」的內容**，不過，接下來的內容與對錯或是道德無關喔（笑）。

若以修練武術的人將別人打飛的例子來看，旁邊的人一定會覺得這個人很厲害，不知道這個人是用什麼力量打飛別人的對吧，也有可能覺得這是在演戲，或是覺得這個人的氣很強，陷入某種暫停思考的狀態。

或許有人會覺得，要像這樣打飛別人，就得鍛練一樣程度的臂力。想用臂力打飛別人不算是壞事。只重視打飛別人的話，其實什麼力量都可以，所以也沒有好壞之分。

不過，就算不知道有什麼不同，但應該還是能看出以臂力打飛別人，以及以其他力

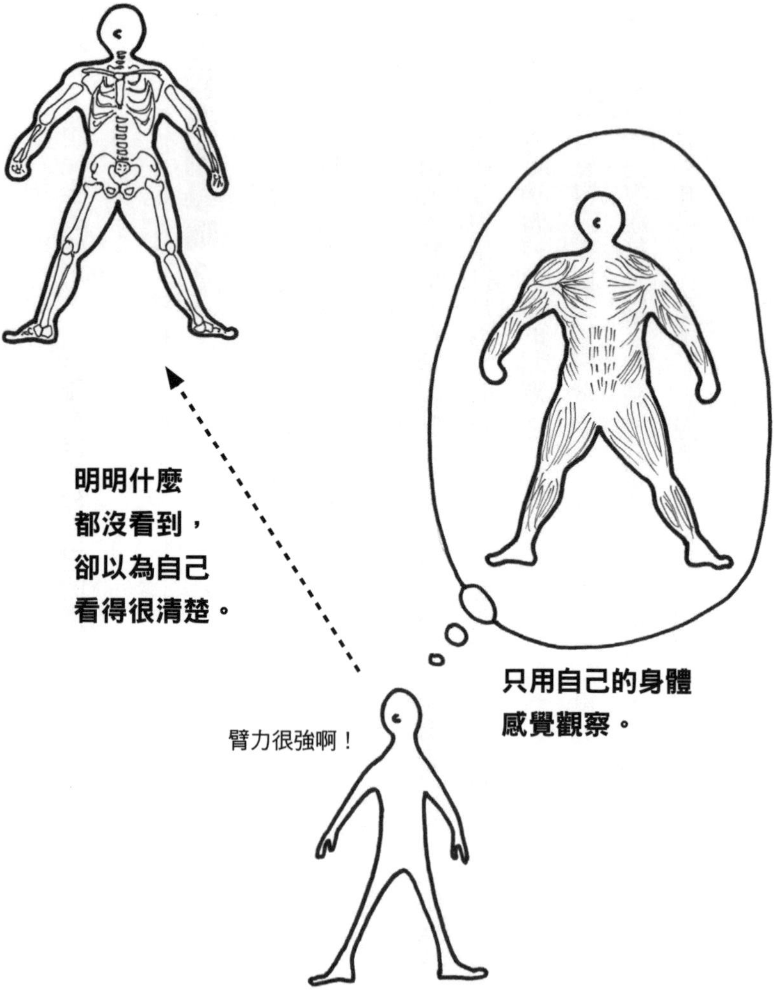
明明什麼
都沒看到，
卻以為自己
看得很清楚。
只用自己的身體
感覺觀察。
臂力很強啊！

量打飛別人的差異才對。

只不過，若停留在這種程度的觀察，恐怕只能看到打飛別人的這個結果。當事人以為自己看得很清楚，但這種人其實很慘，因為跟前面提到的一樣，都莫名地告訴了自己「這樣就OK了！」所以我才會在強調邊看邊偷學的重要性之餘，主張「不要在看了之後，只懂得模仿」。

## 身體感覺的交流

若問**身為指導者**的我都是怎麼做的呢？答案是根據骨骼的構造，說明動作的原理，或是利用插圖說明能量流動的方式。不然就是透過「推」這個動作，讓學生感受這個動作，我當然不會讓學生感受被打飛的感覺啦。

我覺得只要其中一種方法能夠幫助到對方即可。因為**我不知道什麼方法能夠幫到對方，而且每個人的學習階段不同，需要的方法也不一樣**，所以我每次上課時，都會透過

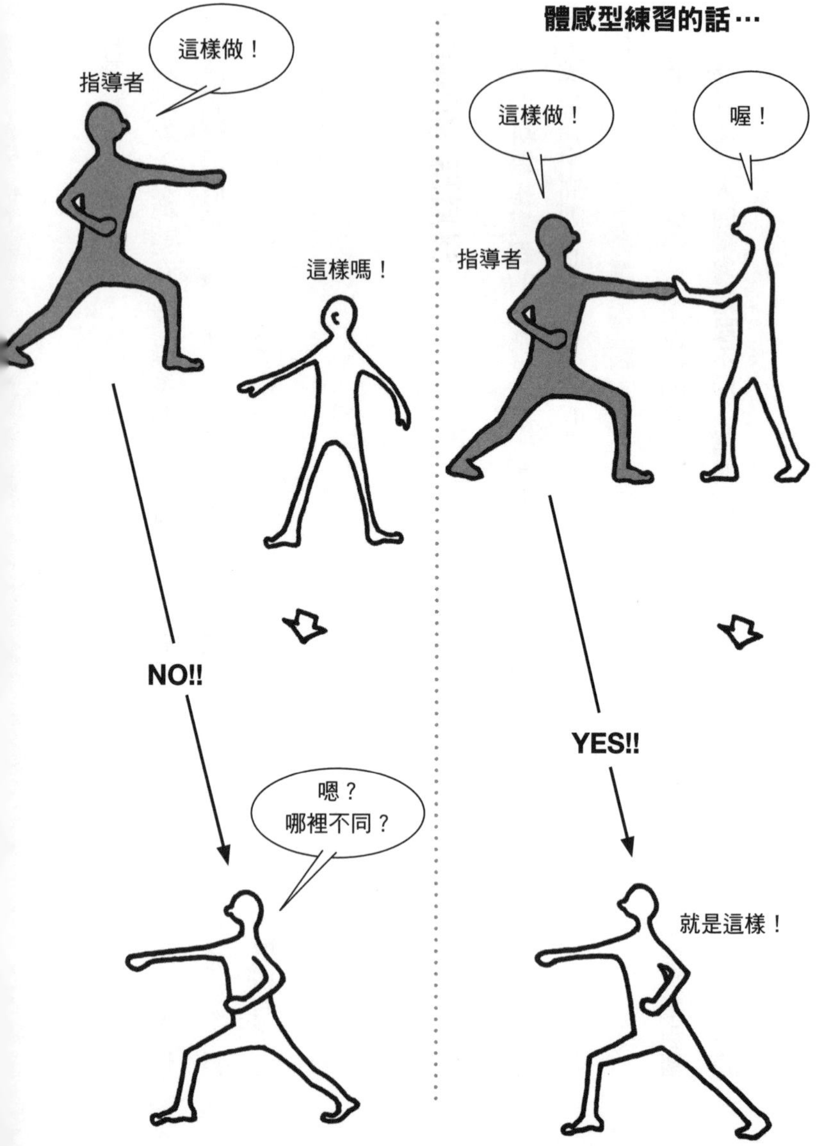
指導者
這樣做！
這樣嗎！
NO!!
嗯？
哪裡不同？
體感型練習的話…
這樣做！
喔！
指導者
YES!!
就是這樣！

言語或是動作幫助那些還沒開竅的學生。

在上述的方法之中，直接讓學生感受「推」這個動作的體感型練習，**最能讓學生直接有所體會**。學生在接受我的的力量，了解別人出力的方式之後，就能明確感受到差異，如此一來，當自己扮演推別人的角色時，就會明白自己與別人的出力方式有哪些不同的優缺點。

聽說在武道的世界裡，也有**越常接受高手的招式，越能更快學會**的說法，而這種說法與我剛剛提及的方法有著相同的原理吧。

## 那個人有點與眾不同，理由是？

話說回來，學會剛剛介紹的**不靠臂力使力的方法與肢體表現這種外在的動作**有關，實際上，就算是不需要使力的動作，也需要重視這點。

既然外在的動作是問題，那麼就算乍看之下使力的方法好像不錯，但是正因為肢體的表現方式是問題所在，所以**使力方式的差異會造成不同的觀感與印象**。依賴臂力的人總是習慣如此練習，因為不知道該如何以其他的方式放大能量。

許多人都不知道這種差異源自何處，所以才會覺得「那個人有點與眾不同」，然後自以為這些差異源自才能或是天份，有些人也打算邊看邊偷學，但最終還是會覺得能達到那種境界與才能或天份有關。

換言之，不管要不要偷學，我們**在覺得「那個人有點與眾不同」之後，便會受到對方那些難以名狀的肢體運用方式影響，自然而然地改變學習方式**。沒錯，是「自然而然」的，我覺得這種現象不僅在肢體表達領域、武術或是體育這類領域出現，而是一直以來，都是這種學習方式。

**就算外觀相同，能量的流動方式也不可能一樣**

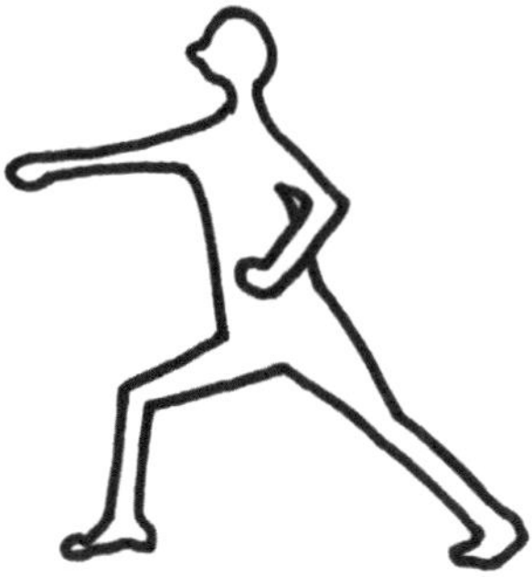

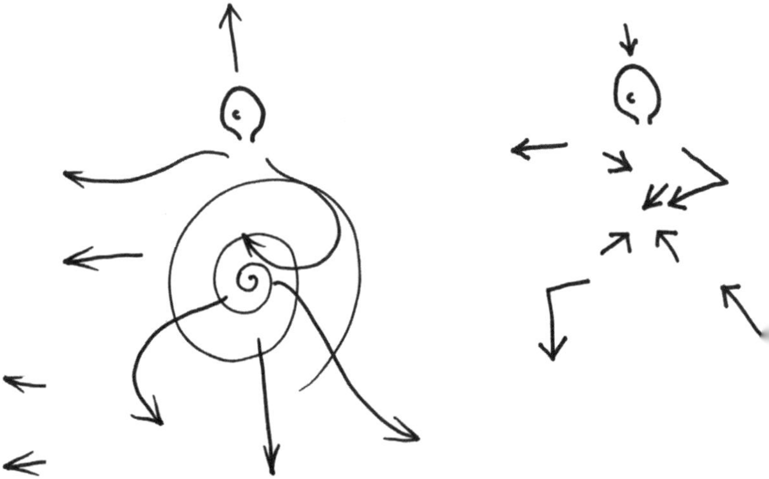

**給人的印象也完全不同**

## 只能看到符合自己程度的東西

邊看邊偷學固然重要，但**也要告訴自己偷學是不可能，是做不到的**。雖然能夠從別人的動作學到很多東西，但不管是指導者還是受教者，都得知道我們只能看到符合自己程度的東西。

所以才要了解動作的原理與骨骼構造之間的關係，以及透過體感型的練習方式，**驗證動作是否理想**，而這就是不講究「自然而然學會」，**也不依賴與生俱來的才能或天份，靠著後天的努力提升層次的學習方法**。

# 第2章

# 是不是習慣先暖身再跑步呢？

## 反而讓壞習慣更加根深蒂固？

話說，把跑步當成熱身真的好嗎？

老實說，我對這點是抱持疑問。如果是職業跑者當然沒問題，而不管從事的是哪種運動、舞者或是誰，對自己的肢體運用方式與運動方式完全沒有疑問是件好事，但如果希望動作變得更理想、更輕盈，或是要避免受傷的話，就得思考「自己的動作真的沒有問題嗎？」

儘管得調整肢體的使用方法，但我覺得把跑步當成熱身很不好。

誰都會跑步，但是跑步有一定的速度，而且運動強度也很高，所以應該不太容易控制肢體的運動，換句話說，肢體的惰性會變得更明顯，**壞習慣也會更加難以改善**。

所以我覺得不要把強度過高的動作當成熱身操。大家覺得如何呢？

在我的想法裡，除了將練習視為耐力或毅力的訓練之外，若不搭配身體的使用方法，就會變得**只是為了訓練而訓練**，只是讓肌耐力、毅力、靈活度提升，卻沒有讓這些合為一體，如此一來，只會打造出**缺乏協調性的身體**。

所以重點不在於熱身。明明是跑步的訓練，為什麼還要跑步熱身呢？明明是高爾夫球的練習，為什麼要打球熱身呢？明明是投球練習，為什麼要先投球熱身呢？這與前一章提到的「不會走路」是一樣的道理。

**拿跑步當熱身好嗎？**

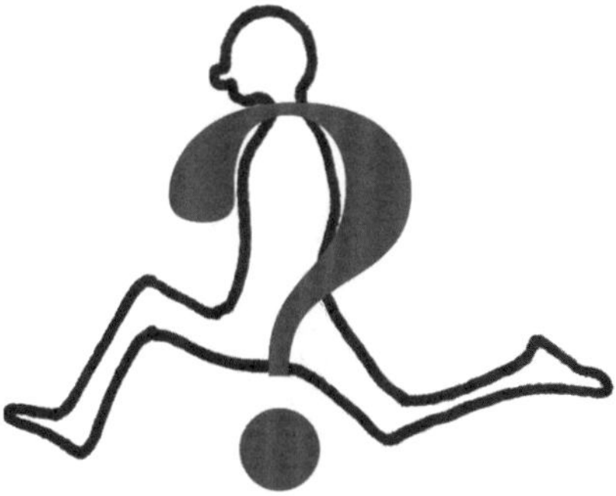

會讓身體的惰性變得更明顯
＝強化壞習慣

## 以做不到的事情為前提

既然是為了學會跑步的練習，**不以不會跑為前提**，反而很奇怪吧？打球或投球的練習也是一樣，當然是以不會打球或投球為前提才對。

一直以來，我都透過默劇藝術（為了讓人重新體驗「活著」這件，而以身體進行表演的舞台藝術）指導肢體呈現方式與肢體演技，而這類**肢體演出也有著相同的道理**。比方說，明明是為了透過舞蹈呈現肢體之美而練習，又怎麼可能以會跳舞為前提，練習編好的舞蹈呢？

雖然話題有點偏了，不過大部分的舞蹈課似乎都把學習各種編好的舞蹈當成練習。在達到某種程度之前，這種練習的確能讓人變得厲害，但是達到一定程度之後，就沒辦法再繼續向上提升。

如果以更嚴格的標準來看，**其實從一開始就沒變得厲害**，只是熟悉了原本不熟悉的

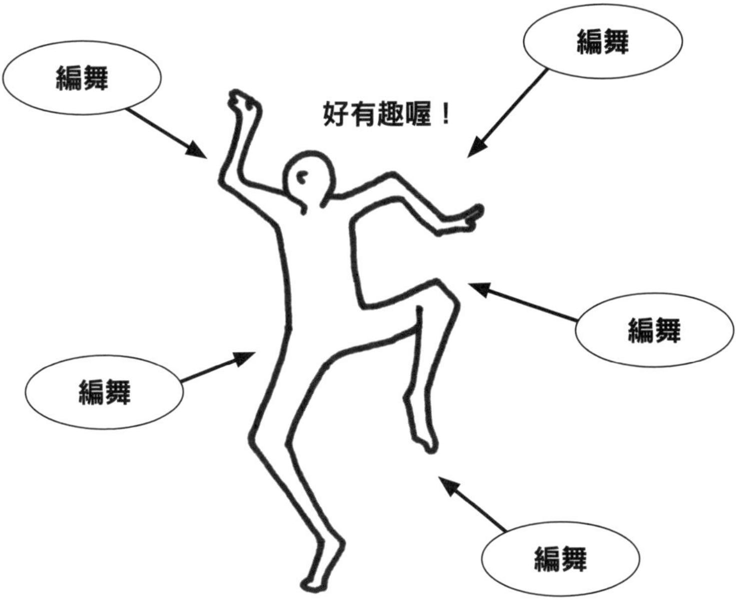


可是…
- 運用肢體的品質沒有提升
- 只是看起來（編舞）不一樣而已

舞蹈動作而已，動作的「品質」幾乎沒有提升。

透過練習記住許多編舞之後，乍看之下，會讓人以為你很會跳舞。雖然這樣也算厲害，但是就**動作的品質**而言，絕對稱不上變厲害，所以會慢慢地變得需要耍花招（厲害的編舞或是特殊的編舞），才能引人注目。

由於這種引人注目的肢體動作在表演的世界也

非常重要，所以若本來就是想透過這類肢體動作吸引目光，別人也沒資格說三道四，這問題沒有想像中單純對吧。

## 受傷與故障的風險提高？

讓我們回到主題吧。既然是幫助我們學會跑步的練習，那麼當然要以不會跑步為前提，如果是打球或投球的練習，當然要以不會打球或投球為前提，否則就只會依照過去的動作或是肢體運用方式進行練習。

這麼一來，壞習慣就會越來越難改得掉。

此外，有些人是為了培養體力才跑步，但**其實就算不改善體力，依舊能從事更久、更激烈的活動**，而這正是本書的主題，改善肢體的運用方式。

**正因為運用肢體的方法不夠理想，所以才會浪費力氣**。如果不改善運用肢體的方法，能進入以體力一決勝負的世界嗎？那該怎麼做呢？改善肢體的運用方式之後再培養體力一點都不矛盾，也是要達到更高的境界所需的訓練。

## 是提升體力？還是消耗體力？

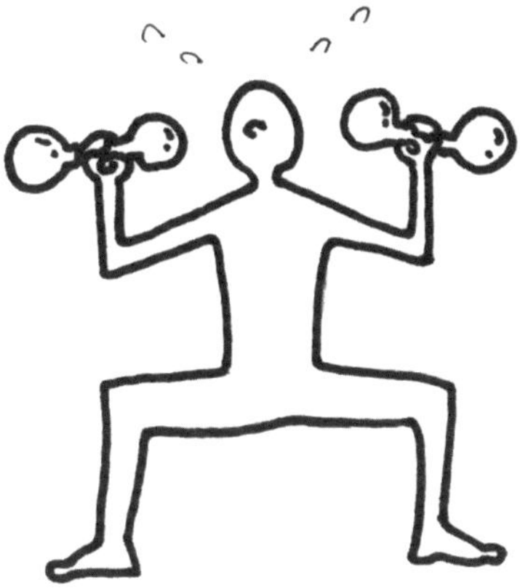

**若不先改善肢體運用就培養體力，反而更易導致受傷與故障**。簡而言之，不良的肢體運用會讓局部過度受力，理想的方式則能將負擔平均分散全身。

在體力還不夠好的時候，沒辦法對身體施加有可能受傷或出毛病的負擔，而此時的我們**等於抱著一顆定時炸彈**，一旦體力提升，就等於按下這顆定時炸彈的開關，體力越好，定時炸彈的倒數越快。

## 熱身運動的問題

這點可說是很棘手的問題，也可說是**熱身運動的問題**。在正式開始訓練之前，通常

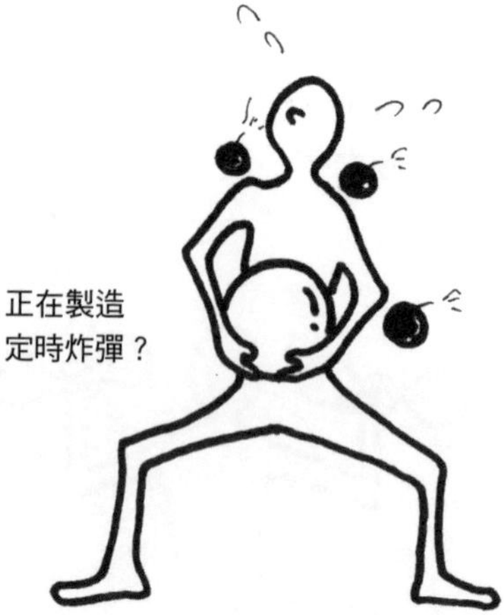


不斷地努力將10公斤
的重量拿起來。

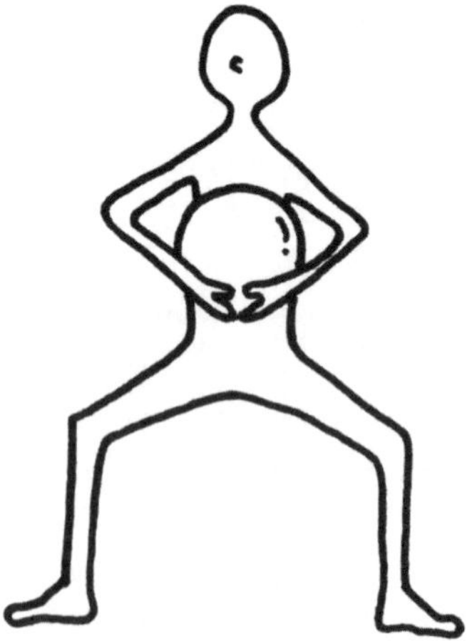

將注意力放在覺得10公斤
只有8公斤重的
肢體運用方式。

會為了預防受傷或是讓身體熱起來而做一些熱身運動，但對大部分的人來說，熱身運動只會讓壞習慣變得更加頑固。

尤其團體的練習更是如此，大部分的人都會跟著「1、2、3、4」這種口號熱身，但這麼一來，就很難面對自己的身體，無法讓第一章介紹的**神經迴路提升精準度與密度**。

大家一起熱身的確能提升向心力，但我覺得這種熱身方式不僅無法提升個人能力，只會讓壞習慣變得更加明顯。

那麼若是不做相關的練習，又該如何練習跑步、高爾夫、投球、舞蹈、默劇藝術這些肢體運動或表演呢？

此時需要的不是局部部位的重訓或伸展操，也不需要核心訓練或深層肌肉訓練，而是得將重點放在肢體動作的協調性，重視平衡與協調，尤其是**要透過背部、腰部、腹部讓指尖與腳尖的力量相等**，簡單來說，就是透過練習改善能量的流動方式。

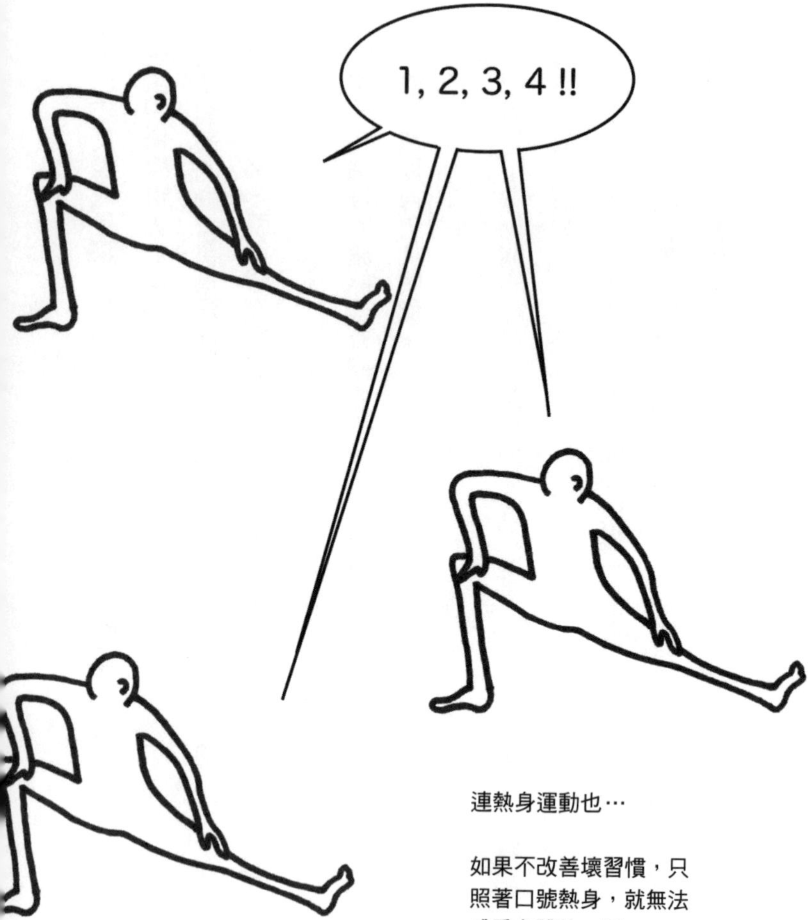


連熱身運動也…

如果不改善壞習慣，只照著口號熱身，就無法感受身體的一切。

## 讓身體的部位合而為一

剛剛提到要透過背部、腰部、腹部讓指尖與腳尖的力量相等，而為了了解這種練習，就讓我們以跑步時，手臂的擺動方式說明吧。

大家應該都在上跑步課的時候聽過「手臂擺動很重要」這種說法對吧？是否曾被要求「要用力擺動手臂」呢？有沒有被提醒過「手臂要彎成90度」呢？

姑且不論這種建議是否有效，問題在於**究竟親手感受了多少擺動手臂的效果**。

會這麼問，是因為擺動手臂比想像中困難。擺動手臂之後，是不是覺得跑步好像沒什麼改善？在此之前，也很難調整擺動手臂的方法，應該有不少人覺得「到底要做到什麼地步，才算是擺動手臂了？我已經不知道該怎麼做了！」

會有這類煩惱很正常。擺動手臂的意義在於將注意力放在手臂的擺動上，能讓腳步變得更快，但是當**手腳的協調性不夠**，就會變成腳跑腳的，手擺手的，各自獨立了。

## 就算擺動手臂很重要，也不是只要擺動手臂就好

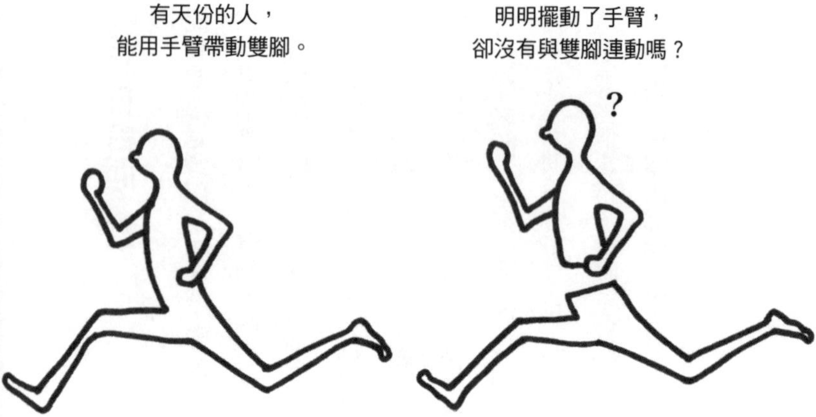
有天份的人，
能用手臂帶動雙腳。
明明擺動了手臂，
卻沒有與雙腳連動嗎？
?

為什麼指導者會強調擺動手臂的重要性呢？那是因為這些指導者**雙腳與手臂的協調性已經很好**，但因為他們已經很習慣這個狀態，不覺得有什麼特別之處，所以無法想像一般人手腳不協調的狀況，就算他們能夠想像這件事，也不知道該怎麼指導，只能不斷地要求學生「用力擺動手臂」。

此外，許多人覺得，站在原地擺動手臂不難，所以邊跑邊擺動手臂應該也不難。

## 擺動手臂與核心

因此我想請大家做個實驗。請先站在原地（雙腳打直），然後模仿跑步的狀態擺動手臂，然後記住此時擺動手臂的感覺，也要記住肩膀與核心的感覺。

接著請依照下一頁的照片握緊手掌（「史努比的手」）。有些人會痛得沒辦法握緊手掌，不過請試著模仿這種握法，再試著擺動手臂。這種方式與剛剛一般的手臂擺動方式有什麼不同嗎？如果感覺不出來，請多試幾次這兩種擺動手臂的方式，應該就會感受到兩者的差異。

若是一般的擺動手臂方式，應該會覺得肩膀比較用力或是沉重，而以「史努比的手」這種方式擺動手臂，應該會覺得肩膀比較輕盈吧？此外，比起一般的擺動手臂方式，核心應該更穩固吧？

只要實際這樣握緊手掌再跑步應該就會知道差異，不過現在正在閱讀本書，沒辦法真的去跑步，所以讓我們繼續討論吧。要討論的是「這種差異有何意義」這個問題。

以一般的方式擺動手臂時，**手臂與核心是分開的**，所以要用力擺動手臂，就會讓核心與手臂的銜接處，也就是肩膀承受負擔，而當我們用力擺動肩膀時，核心就會跟著搖晃。

所以當我們以這種方式邊跑擺動手臂，就得浪費力氣阻止核心搖晃，下半身與腳的動作也會受到限制。照理說，本來是希望從胃部的

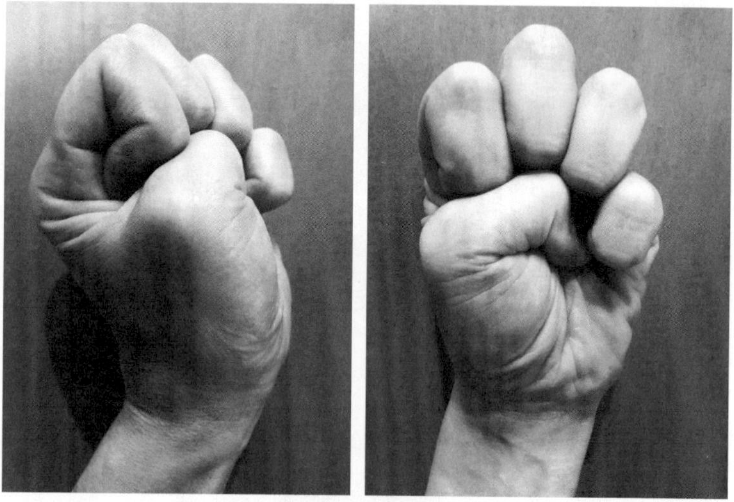

**史努比的手**

像是讓手腕往前推出一樣彎曲。

背面與心窩一帶動起來，結果變成只能從髖關節動起來。換言之，**用力擺動手臂反而讓核心多出力，讓身體莫名地緊繃，只靠雙腳的力氣跑步。**

**以史努比的手擺動**

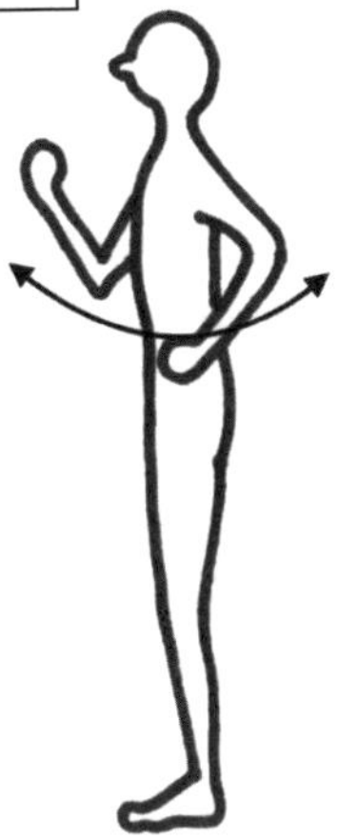

**以一般的手擺動**

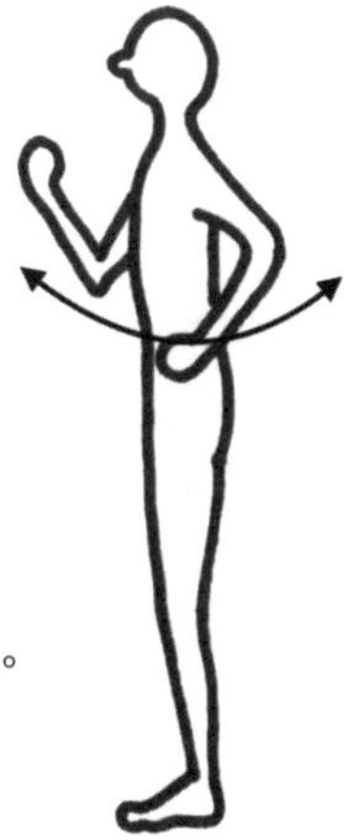

試著原地擺動手臂。
感覺到差異了嗎？

## 邊跑邊以一般的方式擺動手臂

・手臂很沉重
・肩膀出力
・核心搖晃

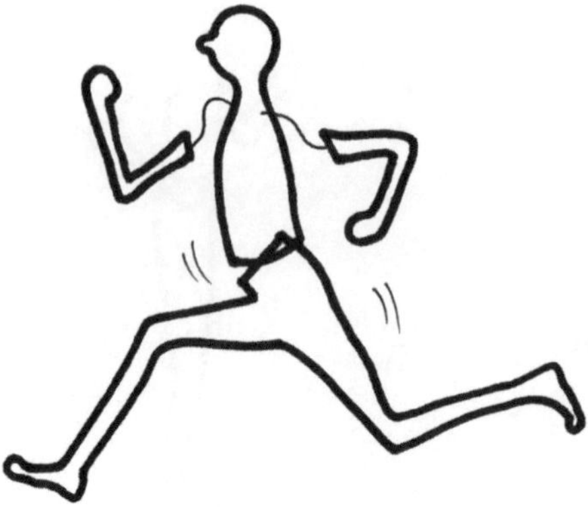

## 邊跑邊以史努比的手的方式擺動手臂

・手臂變得輕盈
・核心穩固
・手臂與下半身協調性變高

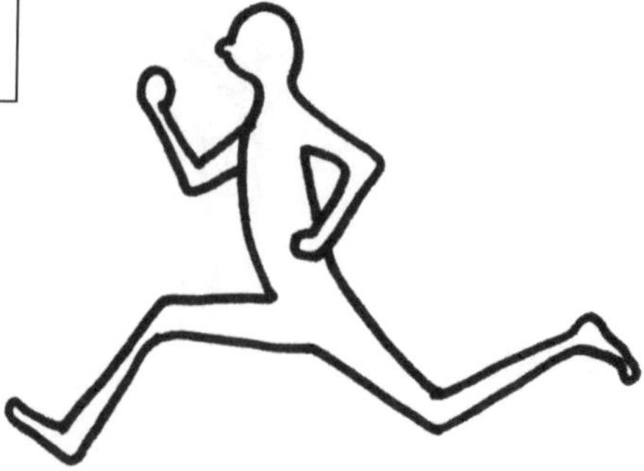

另一方面，以「史努比的手」擺動手臂時，手臂與軀幹的連結很穩固，所以肩膀不需出力，肩胛骨也會動起來，順便帶動核心，讓雙腳跟著動起來。

乍看之下，這種情況下的核心似乎與一般的擺手方式的核心沒什麼兩樣，但其實**兩者完全不同，因為完全沒有多花力氣穩固核心**，這也是讓肩胛骨動起來的關鍵。

就這層意義而言，核心訓練必須搭配肩胛骨的動作，否則就會多花力氣固定核心，**破壞全身的協調性**，還請大家多多注意這點。

## 天才或有天份的人與一般人的差異

剛剛我們透過跑步時的手臂擺動方式了解了透過背部、腰部、腹部讓指尖與腳尖的力量相等這件事，大家覺得有趣嗎？是不是覺得「原來看似簡單的擺手，居然有這麼多學問」呢？**光是調整手的形態，就能對全身造成如此明顯的影響**。由於太過簡單，說不定有些人還不太敢相信對吧（笑）。

「徹底擺動手臂，但是肩膀要放鬆」的說法沒錯，但是若依照一般的方法擺動手臂，絕對不可能真的放鬆肩膀，反觀先做出「史努比的手」再擺動手臂，自然而然就能放鬆肩膀。

**這部分的差異正是天才或是有天份的人與一般人的不同之處**，照理說，這條鴻溝是無法弭平的。順帶一提，我是後天學會的，所以才能夠像現在這樣介紹箇中祕訣，絕不是天生就懂得這些，所以我相信每個人都有機會做得到，也才希望更多人在自己的身上找到希望。

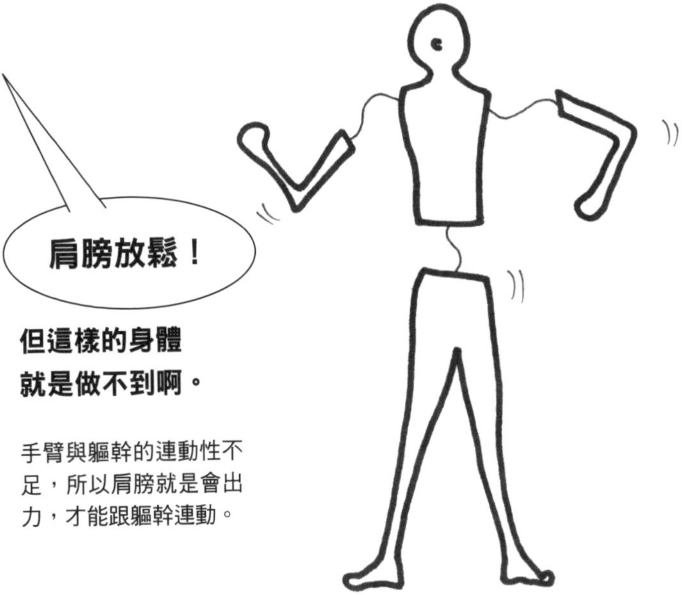


**但這樣的身體**
**就是做不到啊。**

手臂與軀幹的連動性不足，所以肩膀就是會出力，才能跟軀幹連動。

運用肢體的重點在於依照前述的方式，讓全身的每個部位連在一起，但是針對特定部位的重訓或是伸展操，以及核心訓練、深層肌肉訓練都無法達到這個目的。這些訓練當然有自己的效果，但容我重申一次，人類或是我們的生命不是各部位的集合體，而是一個整體，也是**因為有這個前提，局部部位的訓練才有意義**。

由於將身體拆成不同的部位比較容易理解，所以不管是指導

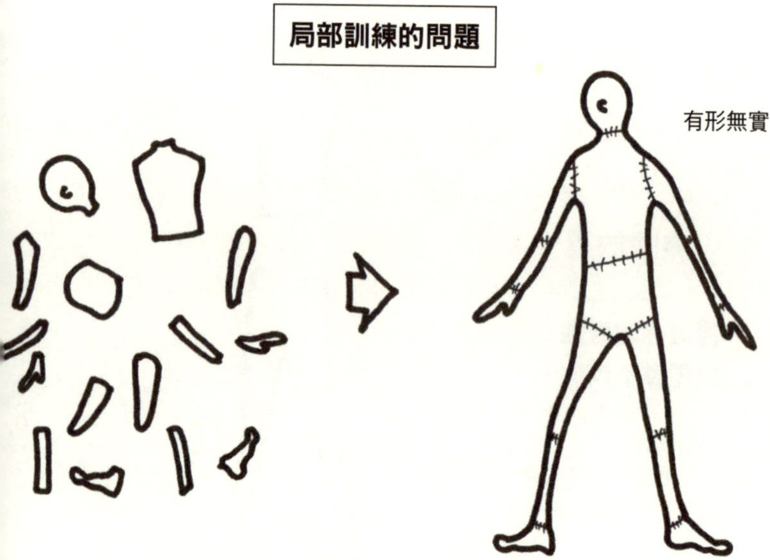


就算把身體的每個部位拼湊成人體的模樣，
也無法變成真正的人。身體的各部位充其量只是一種概念，
是先有「整體」才有各部位的分類。

者還是受教者都覺得這樣比較輕鬆，而且這種教法比較容易看到量化的成果，也比較能讓人更有動機。

所以訓練本身是有趣的，如果目的不是提升動作的品質，或是提高自身領域的表現，其實一點問的杝沒有，我也覺得沒有人有資格對別人的興趣說三道四。只不過，若不是為了興趣而訓練，就必須認真思考上述的原理。

## 蓄力與張力的差異

剛剛介紹了「史努比的手」，接下來要介紹另一個動作，帶大家一起了解能量的流動方式。

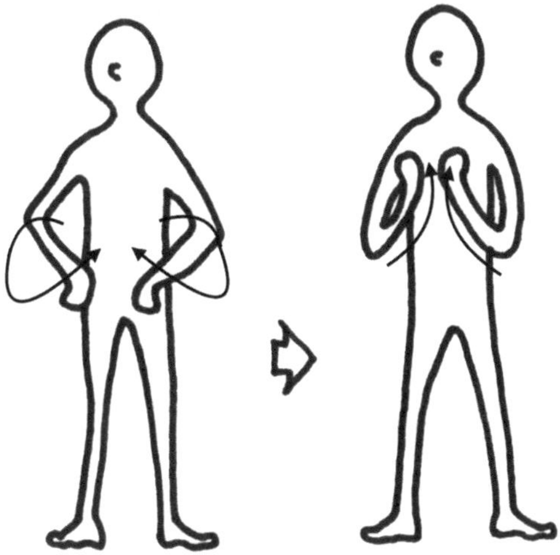

撈起來的動作

請試著連續做「用兩手撈起東西」的動作。一開始可先握拳或是張開手掌再做，之後請試著以「史努比的手」做同樣的動作。大家是否感覺到差異了呢？

如果是握拳或張開手掌，或許會覺得比較輕盈，至於用「史努比的手」做這個動作，可能會

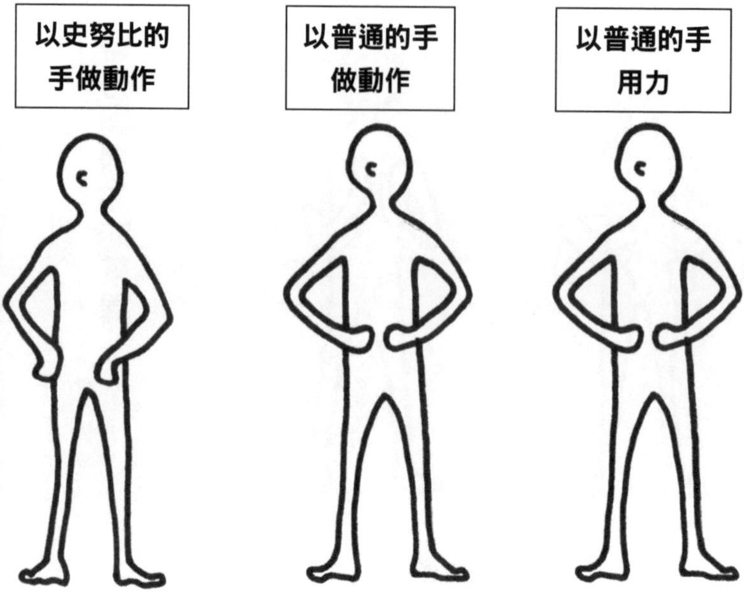


覺得比較紮實。腹部又是如何出力的呢？上臂、肩膀又有什麼感覺呢？

請重覆這個動作幾次，感受兩者的差異。

為什麼以「史努比的手」做這個動作會有蓄力的感覺呢？我覺得有些人可能會覺得**在這種狀態下蓄力或用力不太好**，因此請試著以一般的狀態懲勁，不要做出「史努比的手」。大家覺得如何？有明顯的不同嗎？

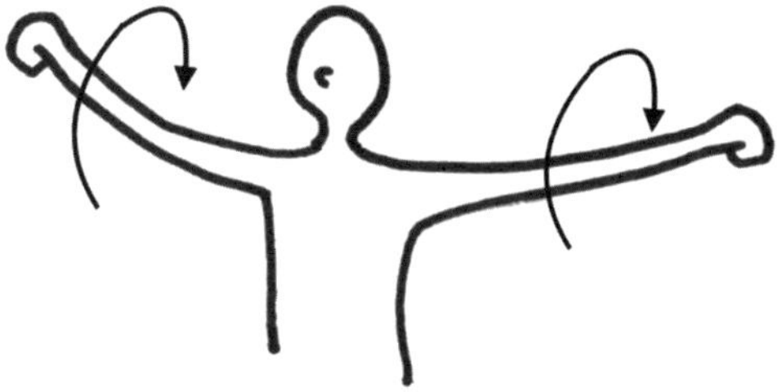

用史努比的手

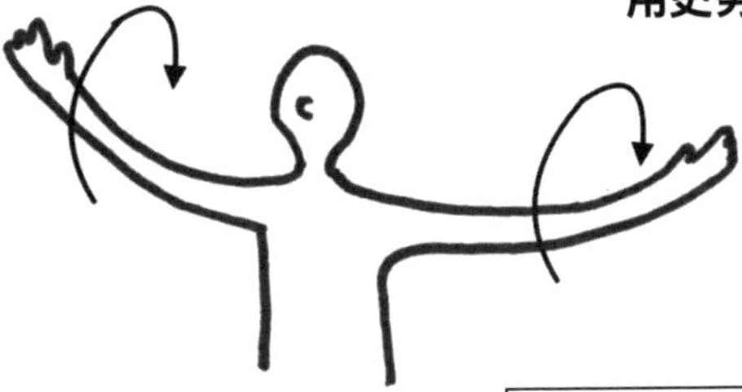

用一般的手

試著轉轉手臂或是做各種動作。
試著感受「史努比的手」與「一般的手」有何差異。
能夠體會肌力與張力的不同。

假設撈起重物時，用一般的手與用「史努比的手」蓄力再搬，哪種最能發揮力量？是「史努比的手」對吧。

我知道，實務上不可能真的用史努比的手搬重物，但其實**這種運用肢體的方式運用了「張力」**。想要使用肌力，就會不自覺憋勁，想要放鬆就無法發揮力量，但學會使用「張力」之後，就能讓全身自然而然一起出力。

不管多麼清楚運用全身的重要性，也沒辦法想做到就做到對吧。**想著手臂、雙腳、核心，然後想把這些部位組合起來再做動作**，無法真的讓全身合為一體。乍看之下，拼湊在一起的各個部位似乎連在一起，但這不過是**各部位剛好一起動作而已**，我們真正需要的是讓這些部位自然地連動。

而這點可透過這次介紹的「史努比的手」體會。

## 先體會「學會了」的狀態

大部分訓練都是不斷地練習做不到的事情，直到做得到為止，不過，這算是在**不知道「學會了」是什麼的狀態下練習**對吧。所以不管是哪種訓練，都希望大家**先體會「學會了」的狀態**。

話說回來，要學會「張力」，卻只接受傳統的訓練方式，恐怕只有那些有天份的人才能學得會，大部分的人還是只懂得依賴肌力。就算說要使用張力，還是會不自覺使用肌力，而**這種差異又無法言傳，只能親身體會**，所以不知道該怎麼做才好。

如果能夠先體會「學會了的狀態」，之後就能慢慢地提升動作的品質，不然也會知道該往哪個方向努力。

**如果沒體會過正確的狀態，**
**就無從判斷練習是否正確**

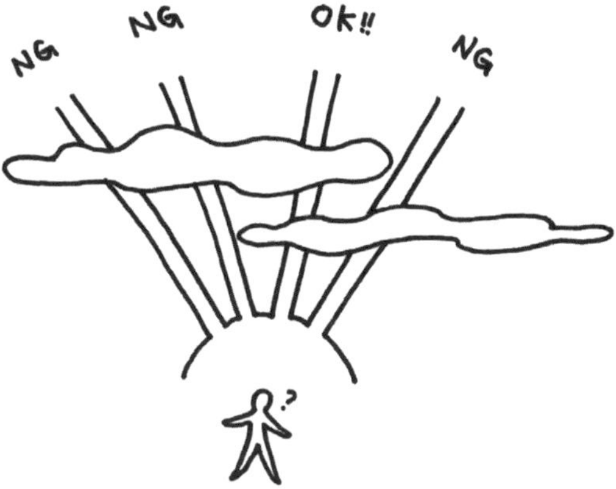


接下來為大家介紹不需要靠手的形狀就能學會張力的練習方法。那就是先以「史努比的手」訓練，接著再慢慢張開手掌。此時要維持身體的感覺（尤其要維持肩膀與上臂的感覺），同時慢慢地張開手掌。

我知道這點很難，但祕訣就是**讓手掌張開的力量與握緊手掌的力量**同時作動。請透過這個練習讓自己能夠**不再依**

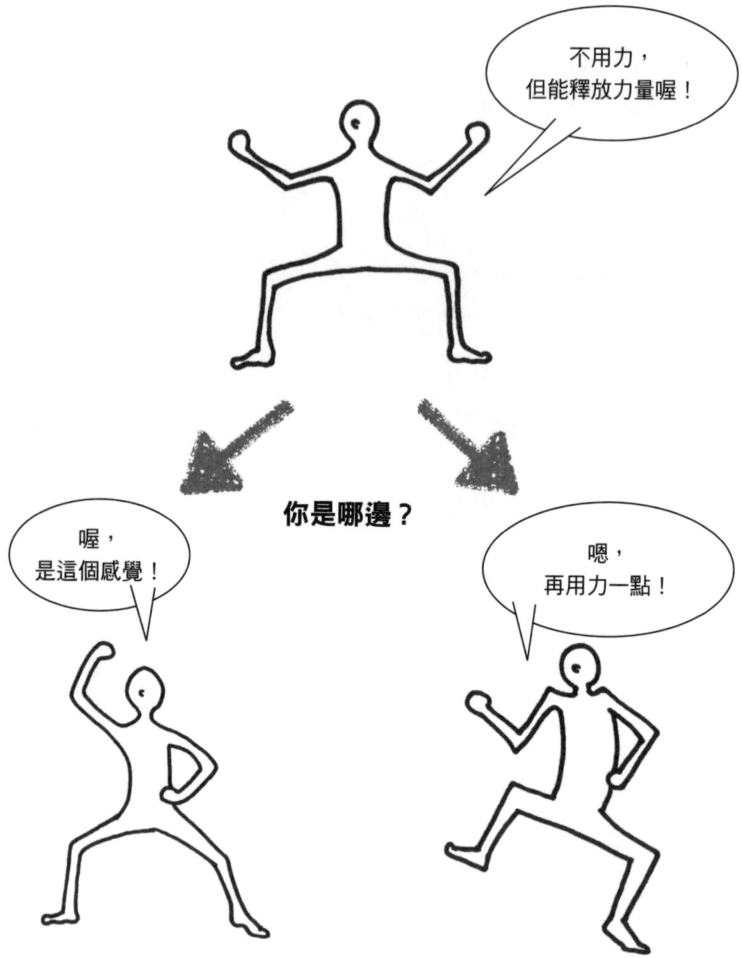
不用力，
但能釋放力量喔！
你是哪邊？
喔，
是這個感覺！
嗯，
再用力一點！

之前都只有具備天份的人才能自然地（潛意識地）掌握張力的感覺。

沒有天份的人只能掌握肌力的感覺。

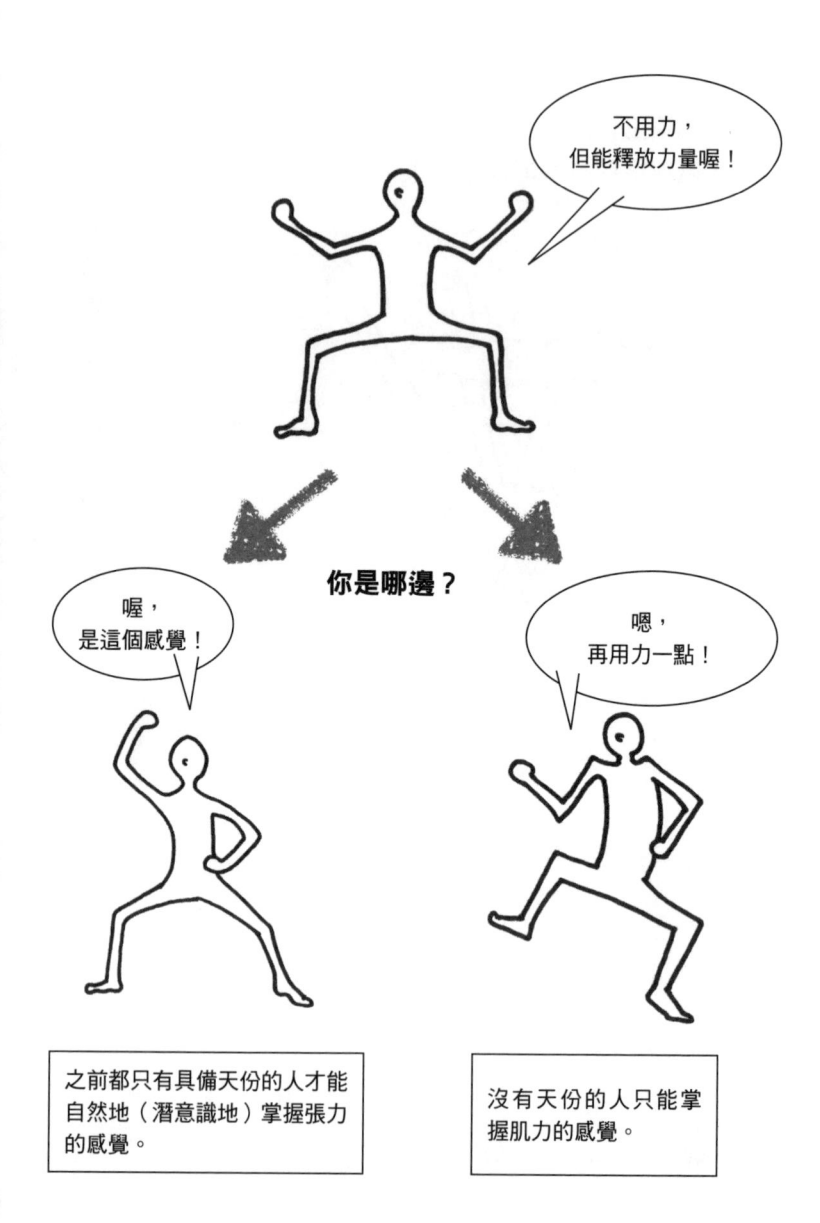

**賴手掌的形狀，學會使用張力的方法**。

在不得不透過跑步熱身時，請務必注意手的感覺，全身的動作應該就會自然而然地改變。

## 為了能夠激烈地活動

提升身體的資訊量、神經迴路的精確度、密度，就能更精準地運用肢體，但這似乎與本節標題的「激烈」沾不上邊對吧？一聽到「激烈」，大部分的人都會想到很有**氣勢**、**力量**、**速度**這類動作。雖然這類動作不用多做解釋也知道很激烈，但是請把本章的主題「跑步」視為速度越快越激烈的運動。

在體育、舞蹈、格鬥的世界裡，許多時候都必須**讓動作既精準又激烈**，不管是舞蹈還是演奏樂器，這都是必備的能力對吧？

接下來要聊一聊在平常訓練時，需要注意哪些重點，才能讓動作既精準又激烈。

話說回來，若問為什麼要聊這些事，是因為提升肢體精確度的練習往往很靜態，就算能在**有限的框架（動作）之中，做出優異的動作，在增加力量與速度之後，又會不小心回到之前**運用肢體的方法與神經迴路。

若問這到底是為什麼，那是因為靜態的動作會逼大腦動起來，反過來說，當大腦動起來，就不會再使用之前的神經迴路，而是能夠建立新的神經迴路。

就算真能如此更換神經迴路，

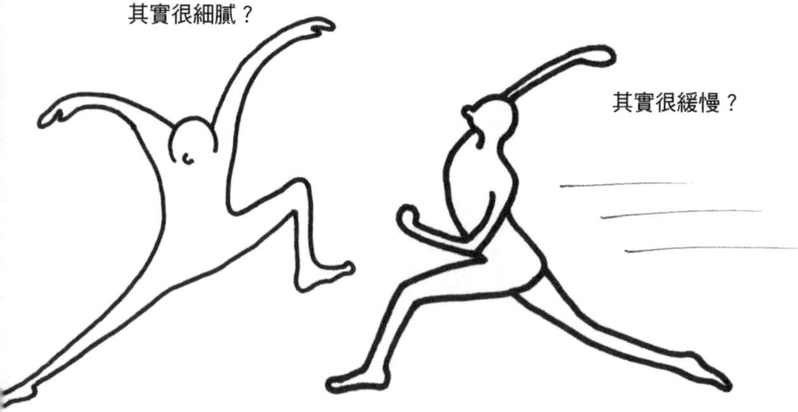


**精準與激烈互相矛盾嗎？**

但終究是在動作很緩慢的時候才能使用的神經迴路，若想動作變得更有力量或是更快速，就需要另外建立神經迴路。

前者那種**邊思考邊動作的情況屬於大腦的範疇**，而後者那種**呈現力量與速度的動作則屬於小腦的範疇**，所以來自大腦的指令不太強烈。

換言之，**肢體的壞習慣屬於小腦的範疇，若不改掉**，總有一天會打回原形，又回到原本使用肢體的方法。

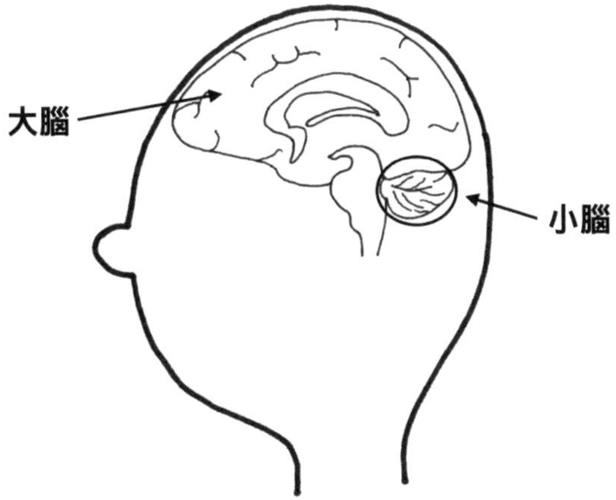

**與大腦有關的動作**

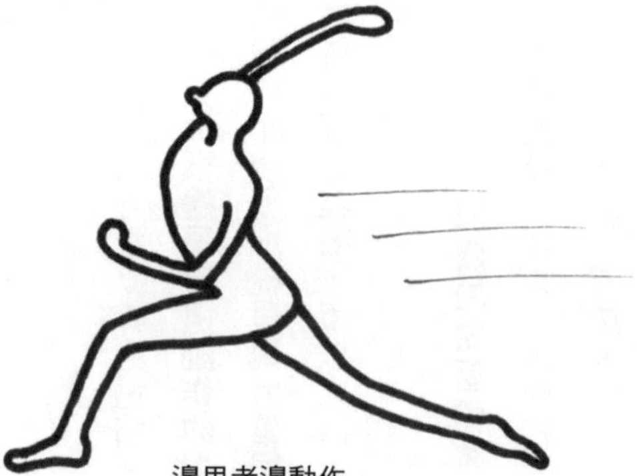

邊思考邊動作

**與小腦有關的動作**

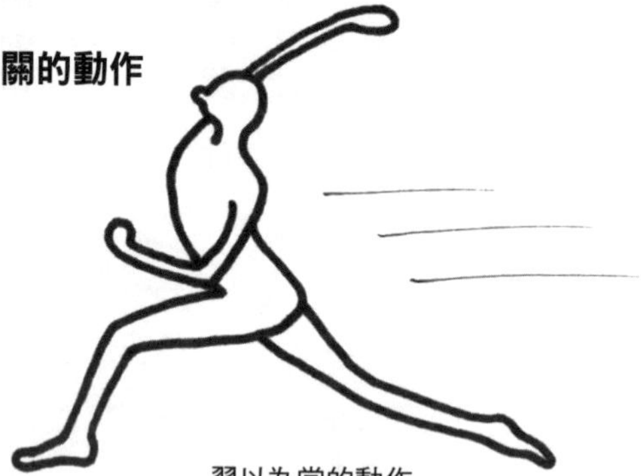

習以為常的動作
（與動作的好壞無關）

**動作的「習性」沒那麼容易改變**
尤其是需要氣勢、力量與速度的動作，
通常都是存在小腦的動作。

## 纖細與粗獷併存

因此我非常重視在練習**「靜而緩慢的動作」**時告訴自己，這**其實是快而有力的動作**。就某種意義來說，這種練習等於是**「以慢動作的模式練習快而有力的動作」**。

這跟什麼很像？沒錯，跟太極拳很像對吧？我雖然沒有真的學過太極拳，但就上述的理論而言，太極拳是非常進階與完整的練習體系。

如果不想讓這種自我提醒的練習方式淪為想像或是妄想，就要與剛剛的慢動作相反，試著提升動作的速度，同時問自己「能夠把這

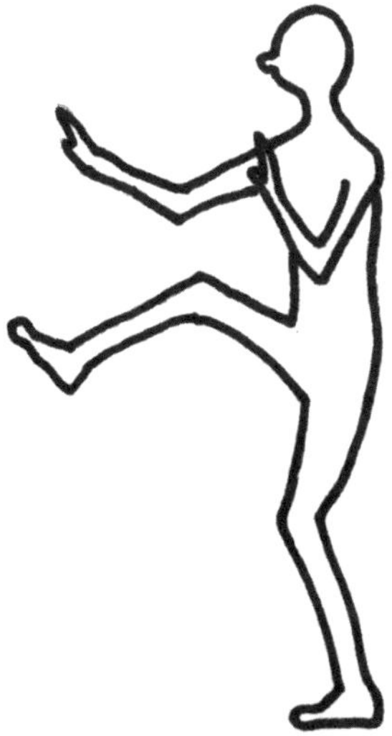

看起來很慢，但是內觀（意識）很有速度與力量。

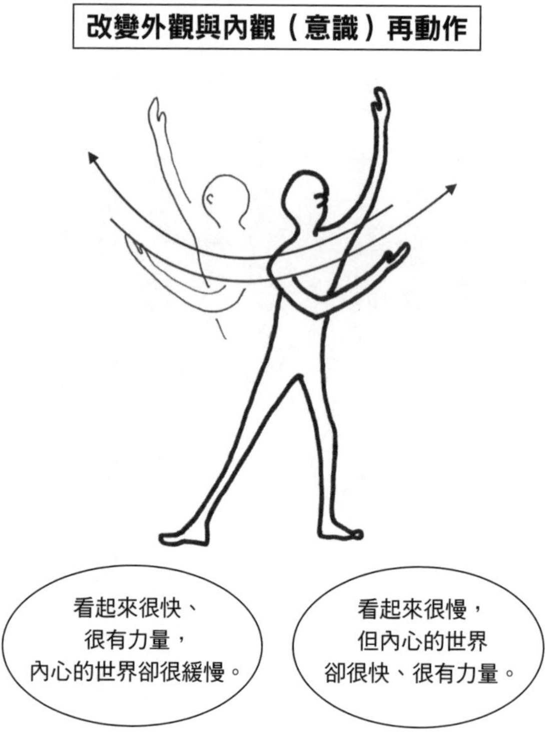
改變外觀與內觀（意識）再動作
看起來很快、很有力量，內心的世界卻很緩慢。
看起來很慢，但內心的世界卻很快、很有力量。

類動作看得多麼緩慢？」

意思是，**就算動作變快，意念與感覺也不能變得雜亂，而是要更加注意細膩與認真**。

不過，若是針對一般人設計的課程，不會突然提升速度，而是會讓學員試著在舒服的狀態下，做出具有一定速度的動作。

如果不是動力很強烈的人，突然要他們做這些練習，也就是動作又快又有動，卻又要感受動作的緩慢，以及動作明明很緩慢，卻要當成很快的動作，是非常困難的事情。必須根據當下的需求調整練習方式。

如果是動機強烈，做什麼都樂在其中的人，建議進行下列練習，也就是在**動作的最後瞬間發力，提升速度的練習**。與其說是最後的一瞬間，不如說有些動作會需要在瞬間將速度拉高至極限（例如投球或發球的練習就是這樣，不只是把球丟出去或是打出去，而是要在丟出球的瞬間，提升動作的速度）。

這裡的重點在於提升速度時，要注意讓動作保持流暢。我們總是會不自覺地想要多出一點力量，但如果覺得動作不夠流暢，**就不要勉強自己這麼做**，因為這樣反而會養成壞習慣。

傳授祕訣之後，讓身體在那個瞬間像是一張拉滿的弓一樣，然後再「啪」地射出弓箭，而此時需要的正是「張力」。

如果養成這個習慣，之後**就能夠從一開始瞬間提升力量與速度，然後維持激暢而緩慢的動作**，有機會請大家試試看。

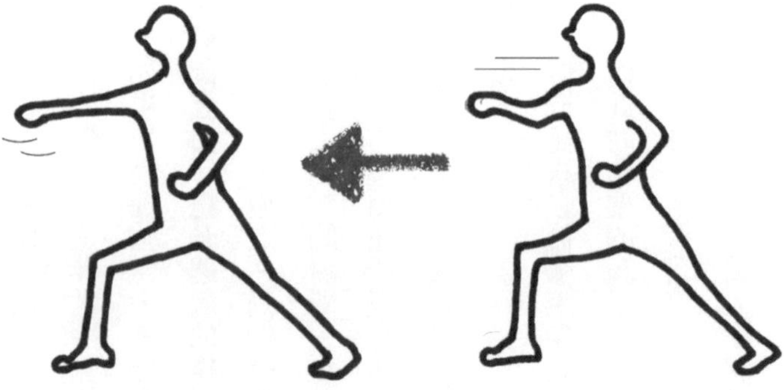

只在最後的一瞬間放慢動作　　動作一開始就很快

**在一連串的動作之中控制速度，**
**提升能量流動的精準度**

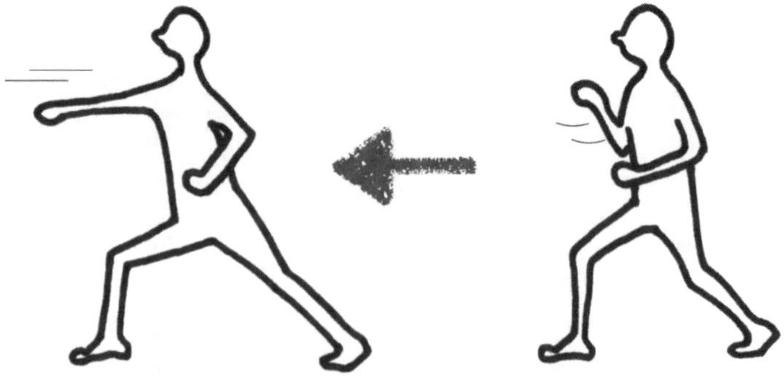

只有最後的一瞬間變快　　動作一開始就很慢

## 進入「區」的預習

不斷地如此練習之後，就算旁人看起來只是很有力量的動作，但**當事人卻會覺得這是非常纖膩的動作**，而且就算是旁人看起來速度很快的動作，**當事人也會覺得時間流動的速度非常緩慢**。

若以舞台劇的世界比喻，那就是在做看似狂暴的動作時，**究竟只是狂暴，還是讓張力渲染了整個空間**的差異。

此外，緩慢而內斂的動作也是一樣，究竟是**會讓人覺得氣勢不足，不知道在做什麼嗎？還是雖然動作幅度很小，卻看起來很有氣勢呢？**

接下來是點偏離主題的內容。大家應該聽過，進入「區」或是陷入心流狀態時，會覺得時間變得特別緩慢，或是覺得自己身處大自然。大家不覺得這跟剛剛的練習有一些相似之處嗎？

我一直覺得，「區」或是「心流」並非一般的精神狀態，而是**一邊瞑想，一邊積極**

**活動的狀態**。剛剛介紹的力量與速度的練習，其實就是讓自己**更容易進入區或是心流的練習**。雖然這麼說有點奇怪，但這種練習其實**不是要勉強自己的能量流動，而是要創造能量流遍全身的狀態**。

越是需要在意力量與速度的動作，就要越認真進行，藉此為自己打造優質的身體與動作。

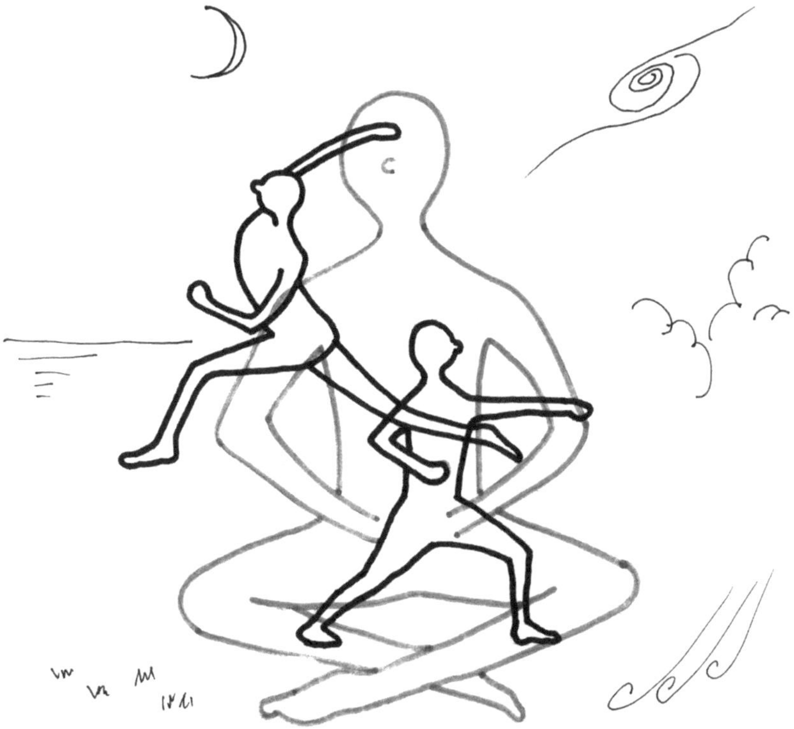

**進入「區」就等於是在**
**瞑想狀態下積極活動。**

# 第3章

# 靈活的動作與關節的靈活度無關

## 關節的靈活度與柔軟的動作，哪邊比較重要？

了解**「關節靈活」**與**「動作柔軟」**的不同，或是柔軟的動作與**僵硬的動作**的不同，看待訓練的方式就會變得不一樣。

我們很常聽到「我的身體很僵硬」這類說法，這通常是指腳張不開，往前彎腰，手指碰不到地面這類**關節可動範圍很小**的情況，因此有些人為了讓身體變得柔軟，會做做伸展操或瑜珈。

另一方面，我們也很常聽到**「動作很僵硬」**這種說法，而這種說法不只是在形容關節可動範圍很窄的人，有時候甚至還會用來形容練芭蕾的人。練芭蕾的人，身體應該很柔軟，所以讓身體更加柔軟，就能讓動作不再僵硬嗎？當然不是這樣，那為什麼動作會僵硬呢？

我想大家已經知道答案才對。大家看過**宛如靜物的身體**嗎？看出**動作的質感**了嗎？因為有這些差異，所以動作才會變得僵硬。

若換個方式形容，那就是大家看過**神經貫通的狀態嗎**？大家看過**神經貫通之後的**肢體使用方式嗎？

這種觀察方式聽起來有點可怕對吧，但是不以這種嚴苛的方式觀察動作的不同，想法就不會改變，會陷入停止思考的狀態。

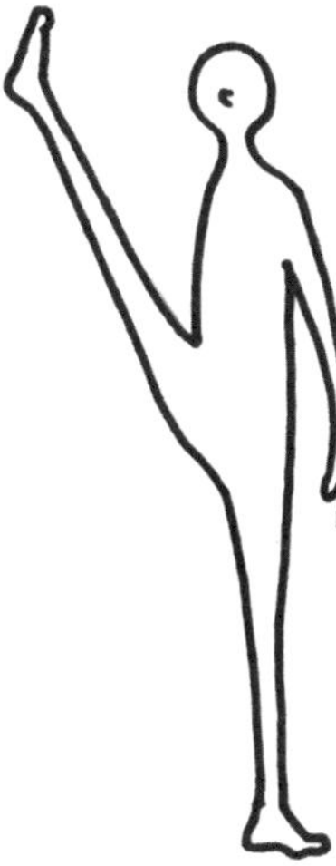
身體很柔軟！
可是…

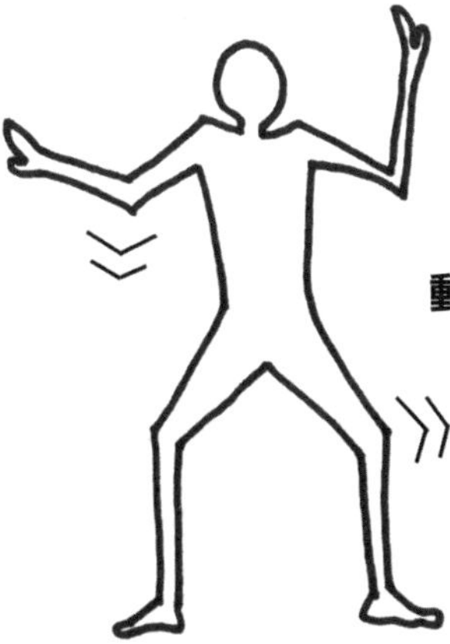
動作很僵硬？
為什麼？

讀到這裡的大家，想要哪邊的靈活度呢？

話說回來，為什麼會希望變得柔軟呢？如果是芭蕾或舞蹈這類需要展現肢體的人，會想讓自己的身體變得柔軟很正常，但一般人應該不太會因為**身體太過僵硬**而造成日常生活的不便吧？

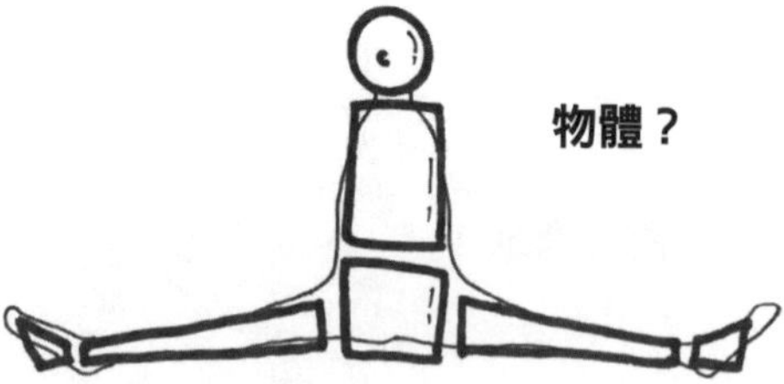


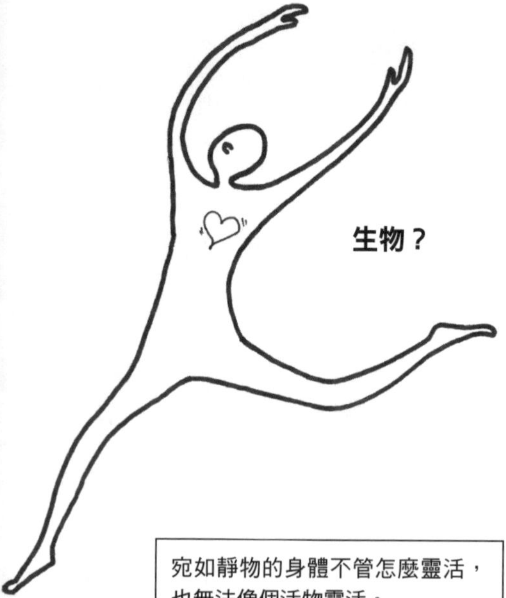


宛如靜物的身體不管怎麼靈活，
也無法像個活物靈活。

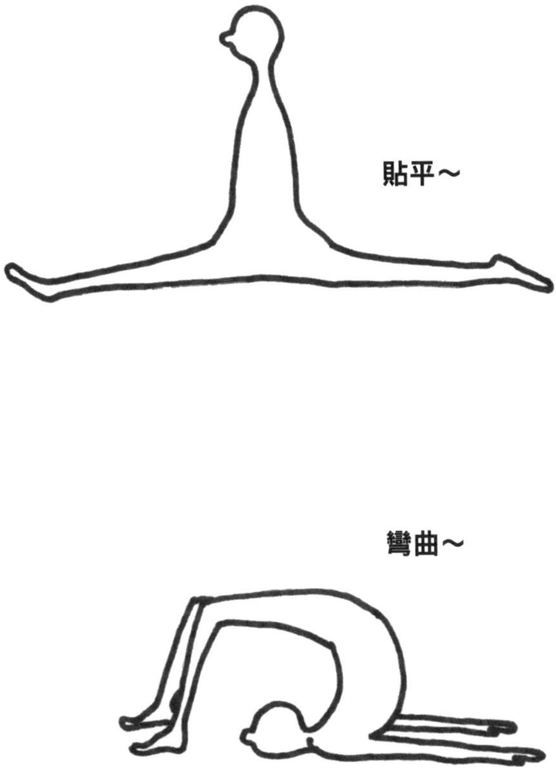


除了特殊的運動或舞蹈之外，
真的需要追求所謂的柔軟或靈活嗎？

此外，武術家、格鬥家的動作就算動作很僵硬，但只要身體夠柔軟，應該就沒問題了吧？

那麼演奏家又如何？身體柔軟有什麼好處嗎？動作靈活又有什麼好呢？

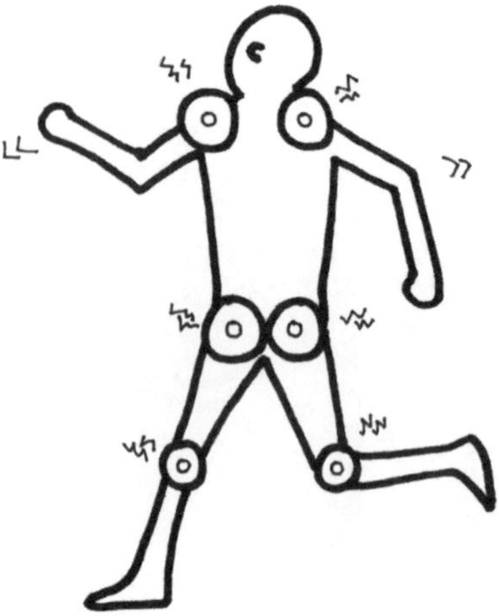

動作僵硬＝局部承受負擔

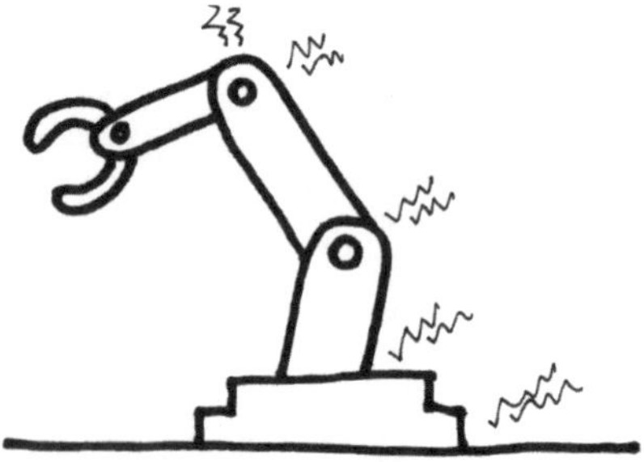

銜接部位（關節）通常
會承受沉重的負擔

若要我排出優先順序的話，不管從事的是什麼領域，我認為動作的靈活度是該優先考量的事情。

請大家把**動作僵硬視為身體的某個部位承受了壓力**，想像一下早期的機器人，大概就會知道我在說什麼。所謂動作僵硬的人就像是以相當於關節的銜接部分為支點，一舉一動都會發出「嘰嘰」聲，動作卡卡的機器人。

此時若在機器手臂的末端加點重量，位於手臂根部的銜接部分就得獨自承受這個重量，這個部位也會累積疲勞，而當這個部位故障，全身就會無法正常使用，就算其他部位保持全新的狀態也一樣。

另一方面，**動作靈活是指負擔平均分佈全身**的現象，或是身體各部位彼此協調的運作模式。**能把腳抬高不代表動作就很靈活**。

動作的靈活度很難量化成每個人都能看懂的數字，所以我們總是不知不覺地將注意力放在毫無關聯性的關節靈活度。

## 動作僵硬是因為大腦想要偷懶

接著讓我們進一步了解動作變得僵硬的原因吧。**動作僵硬的人，大腦通常也很僵硬**（想法很僵硬），這個道理也可以用來說明動作變得僵硬的原因。

我們知道身體是由一堆器官組成的組織，但如果所有器官都出一點力，身體真的會

好累啊～
大腦會覺得「組織裡的所有人都出力很辛苦耶」。
好輕鬆！
大腦會覺得「只有組織裡的一小部分人工作比較輕鬆」。

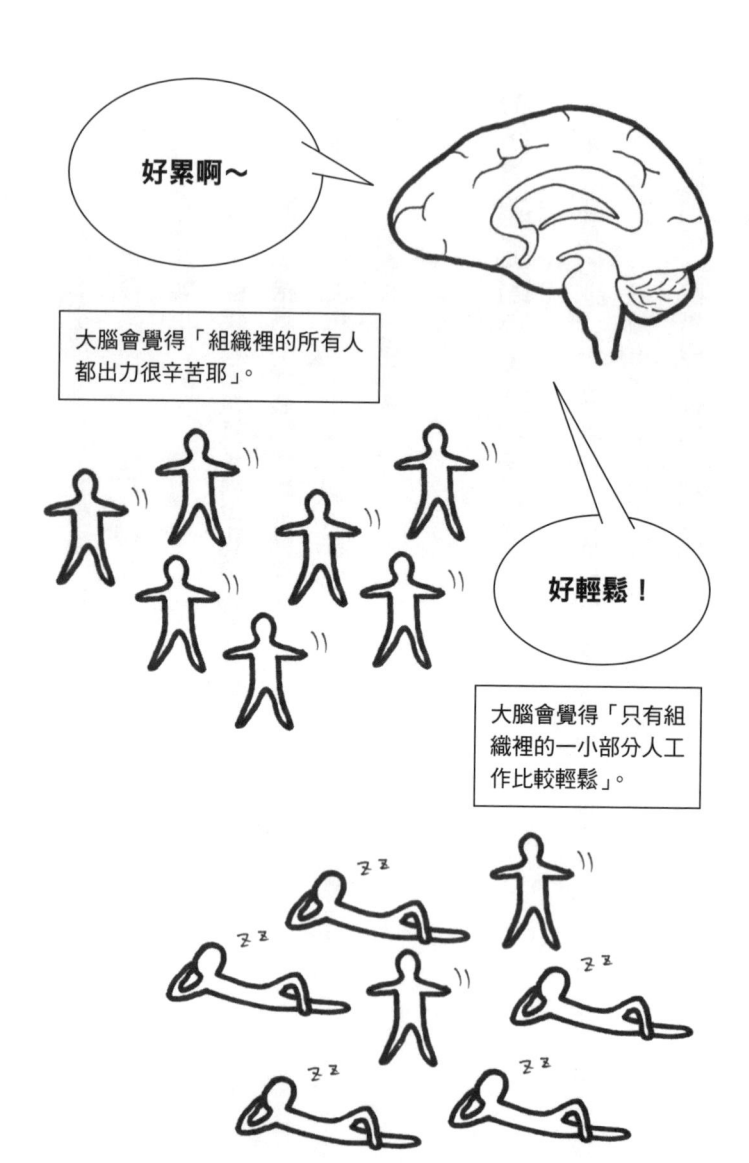

比較輕鬆對吧？

不過大腦卻覺得，休息時盡可能什麼都不要做比較放鬆。意思是讓所有人工作，**大腦（神經）就會疲勞**，因為下達指令很辛苦啊，大腦得下達讓所有人互助合作的命令，久而久之，豈不是會當機嗎？如果能夠只對少數幾個人下達命令，讓這些人好好努力，那該是多麼輕鬆的事情啊！

所以大腦才會讓少數幾個人挑起所有負擔，結果讓這些人覺得「好累啊」，讓我們把身體局部的疲勞當成整體的疲勞。

身體組織本來就各司其職，很難代替彼此的角色，光是部分組織覺得疲勞，整個身體的效能就會一落千丈。意思是，**大腦越是偷懶，身體就越僵硬**，而且只是因為部分組織承受了太大的壓力而已。

大家覺得如何？簡單來說，就是**「動作僵硬＝大腦偷懶」**。所謂「想法很靈活」指的是對事情有著不同的看法，所以想法很靈活等於很難讓大腦放鬆對吧？動作僵硬的人應該也很容易**鑽牛角尖**才對，同時**情緒也很容易變得偏激，很難拋開情緒**。

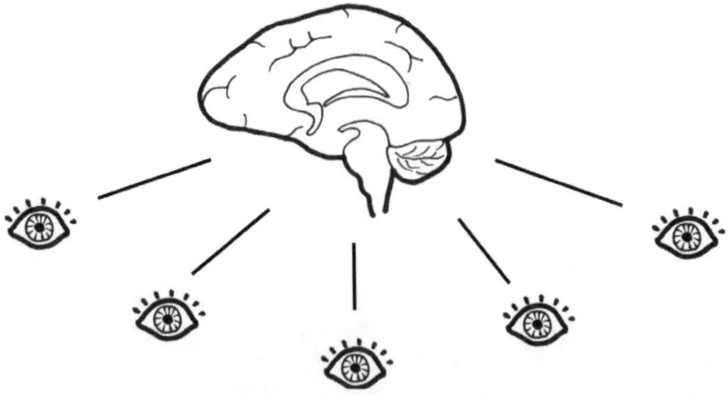

**觀點很多＝大腦很靈活**

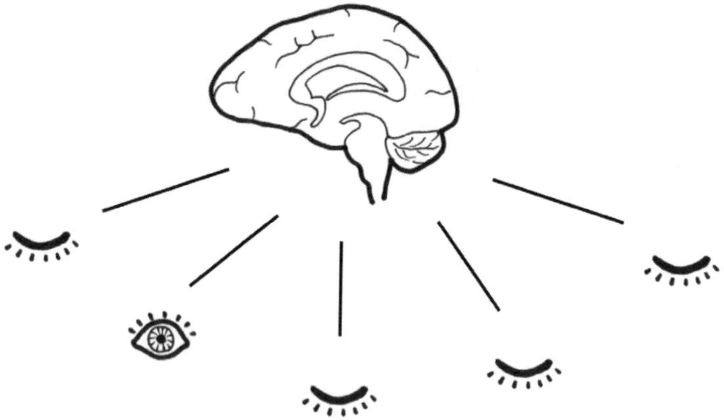

**觀點很少＝大腦很僵硬**

**能夠讓全身一起動起來？**
**還是只有局部動起來？**
**這與大腦的靈活度、僵硬度有關**

話雖如此，比起動作的靈活度，將注意力放在讓關節變得靈活，大腦也比較輕鬆。照理說，要讓身體變得輕鬆，就要讓動作變得靈活，但我們總是會不自覺地選擇眼前的利益，而不是未來的利益。

我不是不懂這樣的心情，但是靈活的動作不僅能讓儀態變得更美，還能夠預防受傷，打造不容易疲勞的身體，對大腦與內心帶來幫助，所以我覺得靈活的動作非常重要。讀到這裡的大家應該都有同感才對，所以請繼續閱讀下去喲。

## 增加關節的數量

接下來要介紹的是讓動作變得靈活的方法。我們都知道身體的各部位若能彼此協調，絕對是件好事，但說得容易，做起來卻很困難對吧。因此我要提出一個聽起來有點奇怪的方法，那就是**「增加關節的數量」**。

我猜有人聽到這裡會默默地在心裡喊出「咦？」但如果關節真的增加了，會得到什麼結果？大家不覺得動作會變得更柔軟，更流暢嗎？

比方說，我們的脊椎就像是一個個甜甜圈堆疊起來的構造，所以能夠靈活地運動，但是手臂或是腿骨這類又長又粗的骨頭就沒辦法那麼靈活。那麼該怎麼做，才能讓前臂（手肘到手腕的部位）這類骨頭變得靈活呢？

手肘到手腕之間沒有關節，而沒有關節的地方沒辦法彎曲（否則就會骨折）。**我們在驅使肢體時，是基於某種莫名的肢體意象進行**。由於骨頭像是堅硬的棒子，所以沒辦法輕易彎曲。而關節是銜接骨頭與骨頭的支點，也是可以活動的部位。如果能在這根棒子的中間增加一個支點，會得到什麼結果？答案請看下一頁的圖示。

請實際動動前臂看看。除了能夠上下晃動之外，也能左右晃動或是旋轉。這些動作很困難對吧。

這就是「增加關節數量」的意思。正確來說，**「是在關節與關節之間增加動作的支點」**才對，就感覺來說，其實就是「增加關節的數量」的意思，我覺得說成這樣比較不那麼奇怪，也比較容易理解對吧？

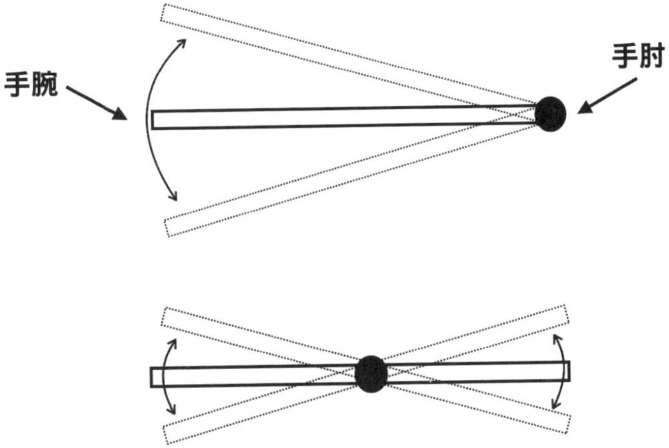


以●為支點運動。請實際做做看！

其實大家在小時候也做過類似的事情喔，那就是抓住鉛筆的正中央，再上下搖晃時，會突然覺得**堅硬的鉛筆突然變得軟軟的**對吧？人體當然很難變得那麼柔軟，但箇中的原理是一樣的。

所以才能夠做出更複雜的動作。一邊搖晃棒子，一邊讓支點（黑點處）進行圓周運動。

真的是越說越胡塗了對吧（笑）。

我覺得這可以形容成「無支點的動作」。這種驅動骨頭的方法除了可在手臂應用，也能在核心應用，可以

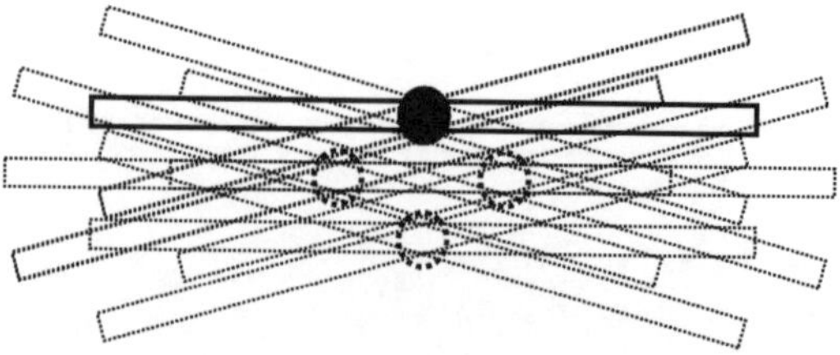

也可以移動支點

讓肢體的表現能力變得很不一樣，尤其推薦的是在「鎖骨」與「骨盆（髖骨）」應用。

**「將鎖骨的中點當成支點」**。

**「將骨盆（髖骨）的中點（髖關節與薦髂關節之間）當成支點」**。

鎖骨的動作幾乎都與肩胛骨連動，所以建議大家將注意力放在肩胛骨。

像這樣**以中點為支點，讓骨頭的兩端同時動起來**，意思是，鎖骨的部分就讓胸鎖關節與肩關節一起運動，至於骨盆的部分則是讓髖關節與薦髂關節一起動起來。

如果能讓剛剛提到的前臂或是其他部位也都以中點為支點動起來的話，就等於**全身的所有關節一起動**

**起來**。這是非常細微的動作，卻很費力。

其實大家只要實際做看看就會知道是怎麼一回事，但這是讓全身的骨頭「搖晃」的意思吧？靈活的動作就是指這種動作，與關節的活動範圍大不大無關（關節的活動範圍變大，動作會變得更有活力）。

此外，就算**力氣不大**，但因為是讓全身動起來，所以比起只有局部動起來的時候，**能夠發揮更大的力量**。

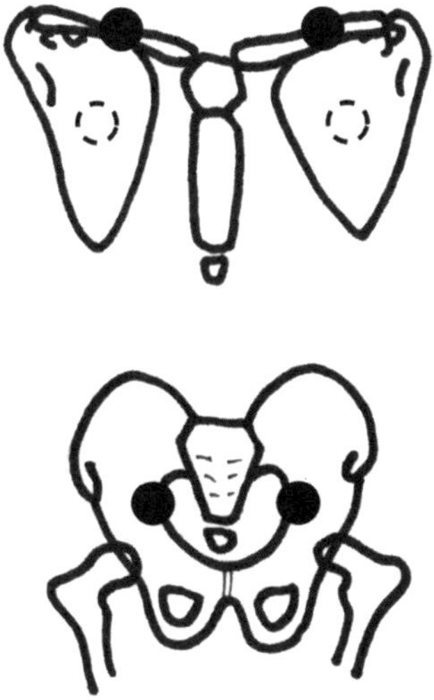

將●◌當成支點再做動作的話，
會得到什麼結果？

## 螺旋運動

左圖這種「用力晃動手臂」的動作或許能讓大家更清楚感受以骨頭的中點為支點的動作，而這種動作會產生**螺旋運動**。

螺旋運動與直線運動在受力與出力有著明顯的差異。

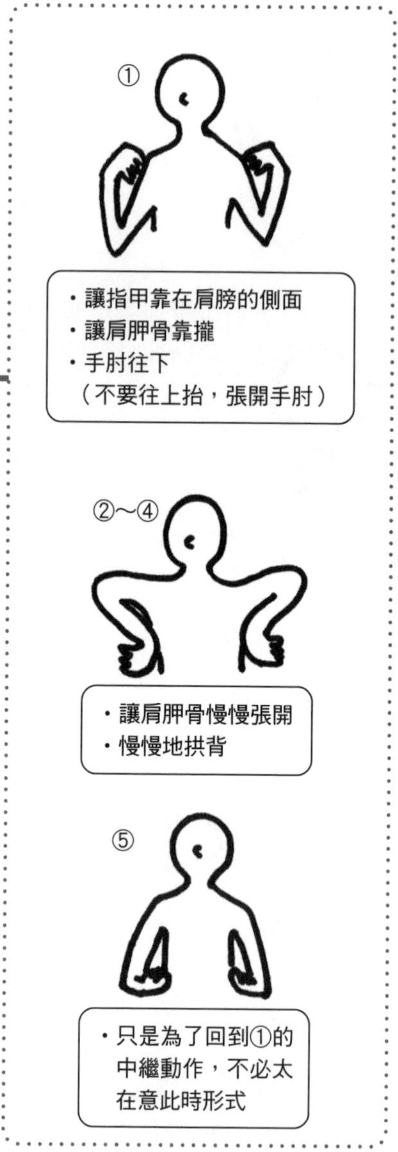
①
・讓指甲靠在肩膀的側面
・讓肩胛骨靠攏
・手肘往下
（不要往上抬，張開手肘）
②～④
・讓肩胛骨慢慢張開
・慢慢地拱背
⑤
・只是為了回到①的
中繼動作，不必太
在意此時形式

## 「用力晃動手臂」的手臂螺旋運動

整體來說，就是旋轉手肘，讓前臂往內旋轉，讓指尖往前方飛出（讓被戲稱為掰掰袖的上臂三頭肌一帶晃動的感覺）。手腕保持搖晃的狀態。可以隨著身體的節奏重覆這個動作。讓肩胛骨的關節大幅移動更好（如果還不習慣，可以不用分心注意肩胛骨）。可以兩手同時做，也可以輪流做。

①

讓指甲貼在肩膀的側面。在手碰著肩膀的狀態下，讓手肘往前旋轉。

②

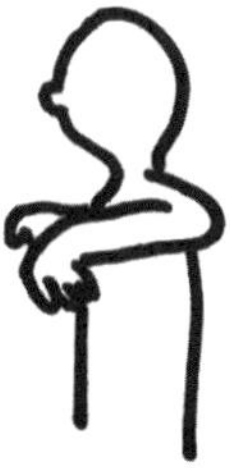

自然地。

③

手從肩膀離開。

④

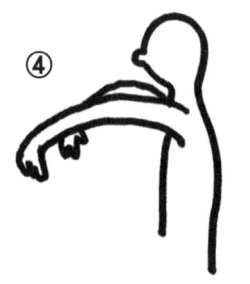

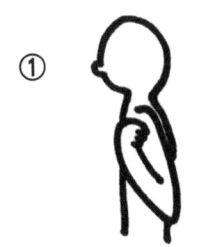

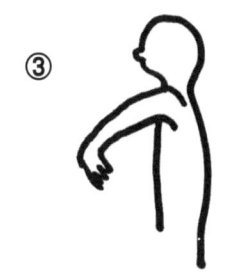

接著保持這個姿勢，讓手腕一邊晃動，一邊往前甩出去（雙手的距離與肩膀同寬）。

⑤

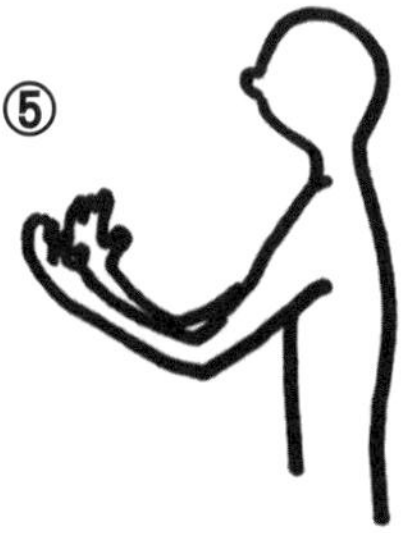

再從步驟①開始做起，自然地讓掌心朝上，手肘朝下。

動作的軌跡呈**螺旋狀**的時候，力量就不會逸散至軌道之外，而且會產生軸心，**往中心點前進**。另一方面，動作的軌跡呈**直線**時，就沒有向心力，**想要傳遞給別人的力就容易向外逸散**。若要比喻的話，就是比起直接釘釘子，轉螺絲更容易將螺絲轉進深處。要利用手臂壓東西的時候，是不是會自然而然地轉動身體？這代表身體知道該這麼做才是對的。

不過，就算身體知道，但大腦不一定知道。在此為大家介紹一個範例。

看到棒球投手的投球動作照片或是網球選手的發球照片，應該就會知道什麼是手臂的螺旋動作。想要用力甩動手臂時，整隻手臂會用力向內側扭轉，甚至連掌心都會朝向外側。

**一般人都以為投球或發球的手臂動作是直線的**，以為是以肩膀為支點（中心點）甩動手臂，所以看到職業選手的照片時，才會驚訝地覺得「咦？為什麼手臂要像這樣扭轉啊？」

不過，請盡可能讓骨頭承受身體的負擔。如果骨頭承受不了，就會由肌肉承受，此時就會變成**「憋力」**的狀態（「憋力」是指想要發力或是做出速度很快的動作時，讓肌肉發出了超乎身體結構所需的力量的現象。）

肌肉是為了驅動骨頭而存在，若問**為什麼肌肉要夠強韌**，答案之一就是**調整骨頭的位置**，讓骨頭與骨頭銜接處的關節承受較少的負擔，尤其在承受深重的負擔時，更是需

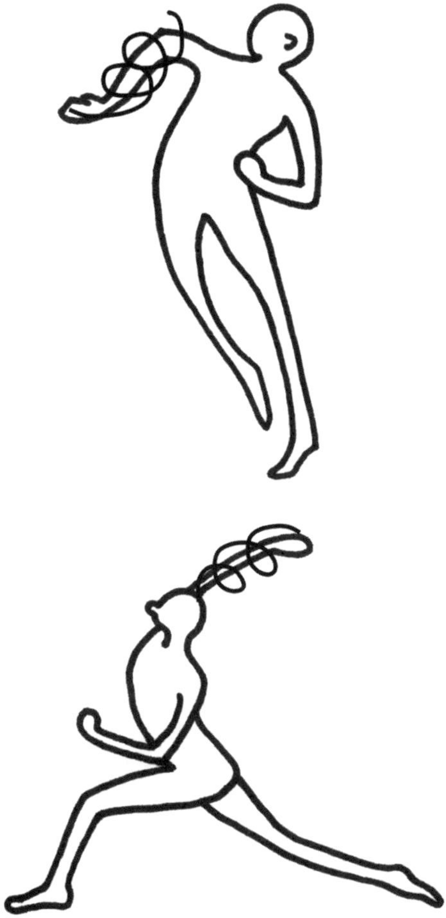

一流選手會自然而然地做出螺旋的動作。

**都是承受重量，哪邊比較理想？**

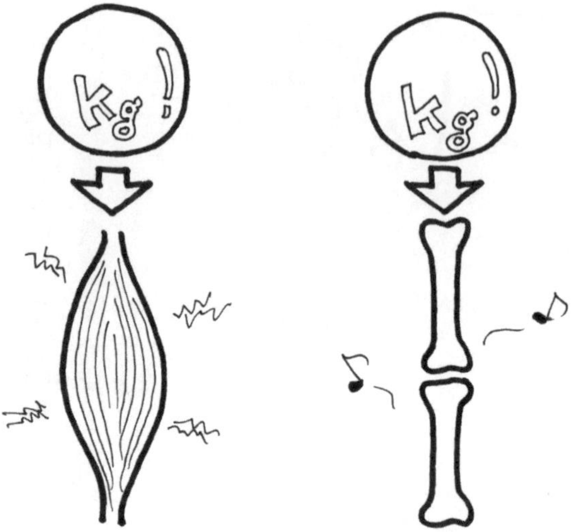


要強壯的肌肉減少關節的負擔。

另一個答案就是在做投球或是跑步這類需要速度的動作時，需要**快速驅動骨頭**，而此時就需要肌肉的力量。

說得更清楚一點，越是需要速度的動作就越需要離心力幫忙，也需要對應的向心力（盡全力投球時，手臂會被拉扯，肩膀也很像是會被扯開一樣，所以肌肉必須具備拉住手臂與肩膀的肌耐力）。

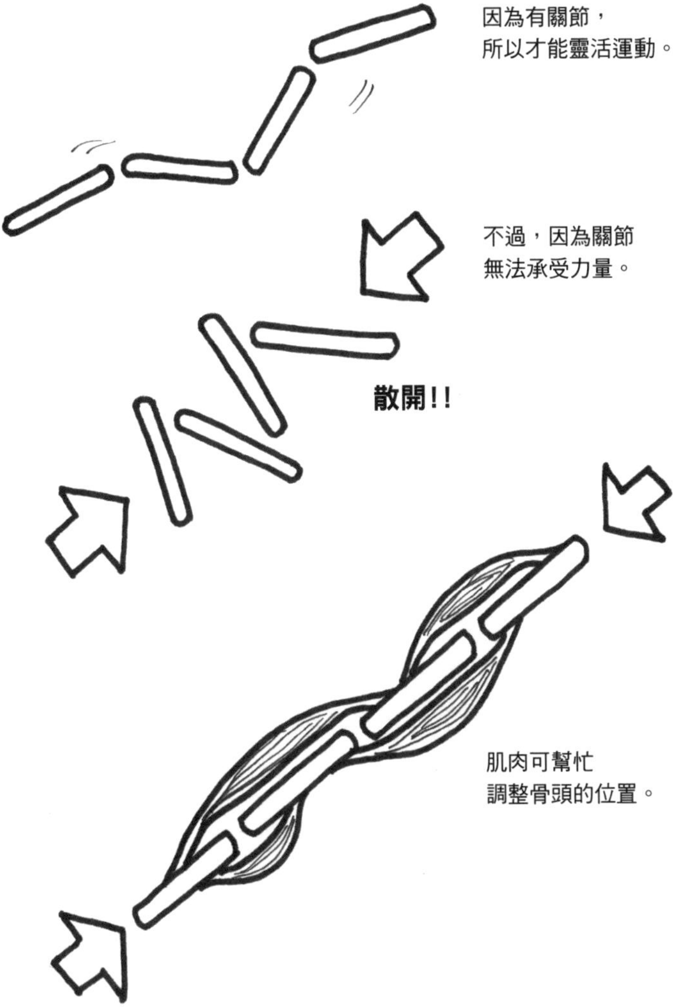
因為有關節，
所以才能靈活運動。
不過，因為關節
無法承受力量。
散開!!
肌肉可幫忙
調整骨頭的位置。

## 關節的必要性與弱點

不管如何，關節的確是讓動作變得靈活的關鍵，但在受力與傳力這點卻是弱點。該怎麼做，才能讓力量不會在關節處分散呢？

一般來說，肌肉不會調整骨頭的位置，而是**取代骨頭的角色**。

大家可以想像成柔軟的肌肉變得跟骨頭一樣硬，當然，這一切是在不知不覺之中發生的。

正因為如此，我才將

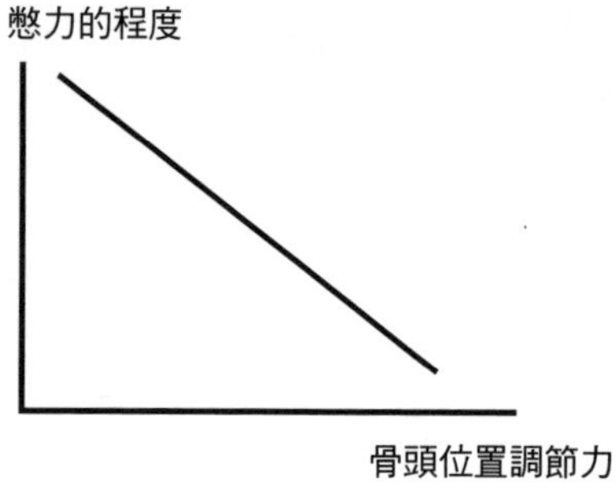
憋力的程度
骨頭位置調節力

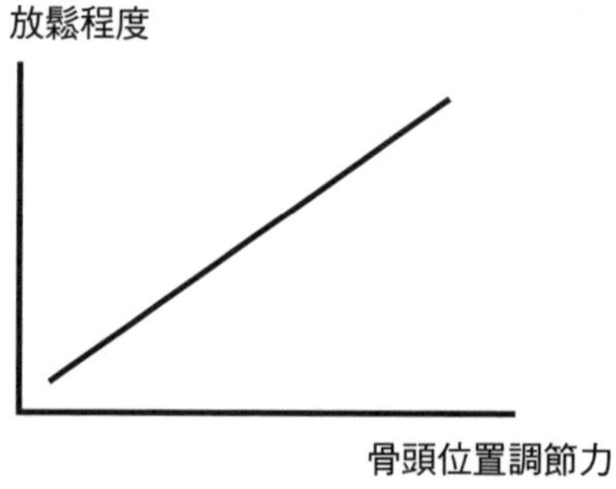
放鬆程度
骨頭位置調節力

這種現象成為「憋力」，也才會希望讓肌肉放鬆。不過，一旦完全放鬆，「身體」就會覺得關節跟著變鬆，無法承受負擔，所以我們很難主動避免憋力的現象發生。

所以說，不讓力量在關節中散開的**骨骼位置調整能力，與憋力之間的關係成反比**；換句話說，這種**骨骼位置調整能力，與放鬆、鬆弛的程度是成正比**的關係。

## 手臂的螺旋運動

想必大家已經知道讓力量不在關節散掉有多麼重要了，所以接下來要介紹實踐「螺旋運動」的方法。

每個部位的關節都有不同的形狀與功能，而本書特別要提的是肩膀的關節。肩關節是由肩胛骨的窩部與肱骨的球狀骨所組成，意思是，**動作的自由度越高，力量就越容易散掉**。很難讓力量的承受與傳遞集中在兩者之間（兩根骨頭之間）。

若問該怎麼解決這個問題，想必大家已經知道答案，那就是前面提到的扭轉運動。

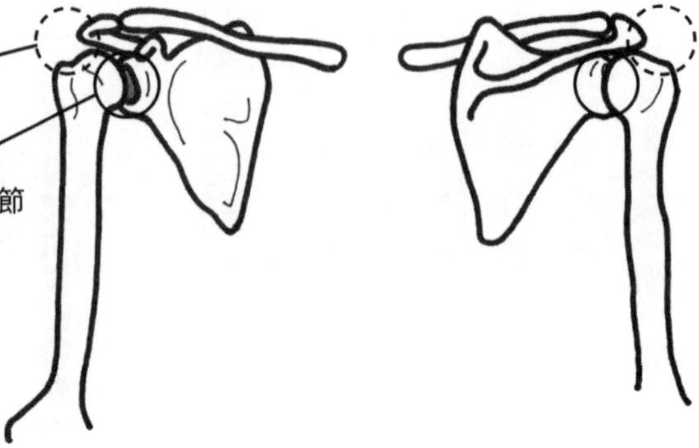
所謂的肩膀
手臂與肩膀的關節
（肩胛與肱骨
組成的關節）
前面
後面（背部）

大概就是**肱骨與肩胛骨朝不同的方向扭轉**的感覺。若是朝相同方向扭轉，豈不是會一直朝同一個方向移動嗎？

雖然這個關節的動作很靈活與流暢，但我們希望發揮力量，所以要讓這個關節的兩塊骨頭像是扭毛巾一樣扭轉，而且不能互相擠壓，必須讓這兩塊骨頭拉開，也就是創造前著提及的**「縫隙」**。

當肩胛骨與肱骨彼此協調，軀幹與指尖傳遞力量的效率就會變好。

不過，就算知道要讓肱骨扭轉，也不知道該怎麼讓肩胛骨扭轉對吧？因此接著要介紹前著也介紹過的**「從手肘傳遞力量」**，讓剛剛提到的動作更加自然。若希望指尖產生力量，**不能從身體的核心發力，而是得在手肘發力，讓力量傳至指尖**。感覺上就是從手肘發力，然後忽略手的根部與肩膀。

如此一來，宛如天才的身體就會讓肱骨與肩胛骨**自動做出最理想的動作**。如果能夠接受重點訓練，動作的精確度會提升，所以還請大家試著進行重點訓練（「從手肘傳遞力量」的訓練已於DVD《創造張力的方法》（張力の作り方，暫譯）介紹）。

**手臂的螺旋力量**

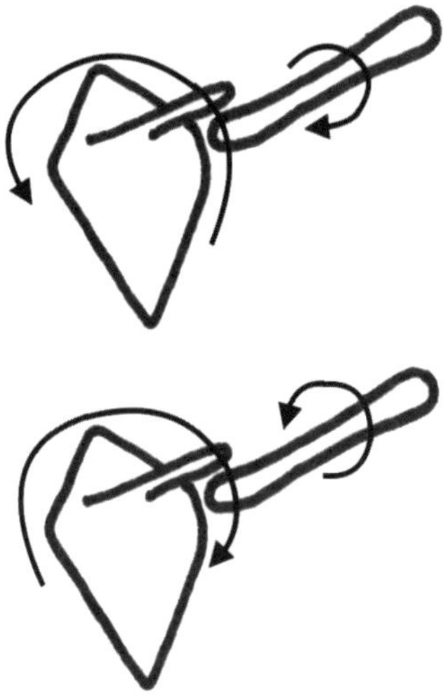

肩胛骨與肱骨往不同的方向扭轉。

除了投球或發球之外，要想增加出拳或是往外推的力量，就必須訓練肩膀的深

**從手肘傳遞力量**

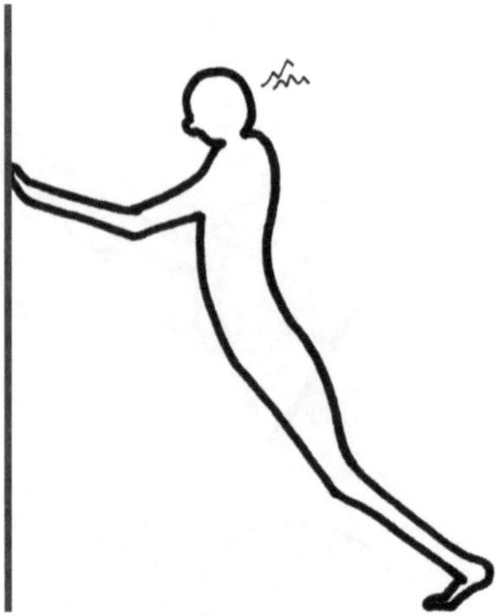

「以全身」往前推，力量不足。

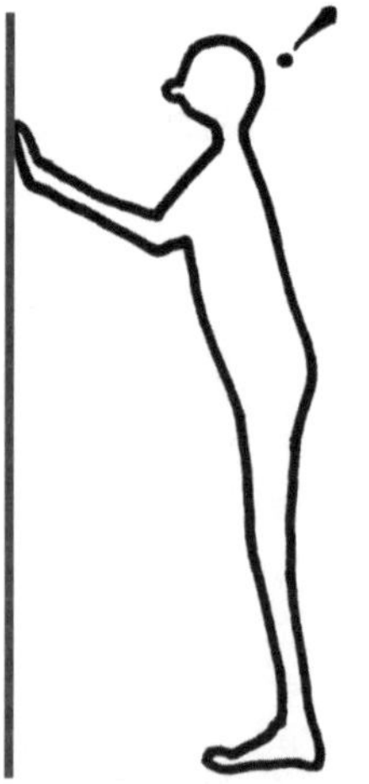

從手肘發力，讓力量往指尖傳遞，
力量就會變強。

層肌肉，而此時需要的是將飛出去的手臂拉回來的力量。

不過，若是以肩膀為揮動手臂的支點（中心點）的直線動作，就沒有任何緩衝的餘地，身體也一定會受傷，因此讓動作呈螺旋轉才這麼重要。讓肱骨與肩胛骨朝不同方向扭轉是很有效的動作。

## 腳的螺旋動作

剛剛介紹了手臂的螺旋動作，接著為大家介紹腳的動作，也就是「**走路**」這個動作。我們幾乎每天都在走路，所以走路這個動作是否理想，對我們的影響也很明顯。

一般來說，大家都覺得**走路是一種直線運動，而且不會特別注意走路的方式**，也就

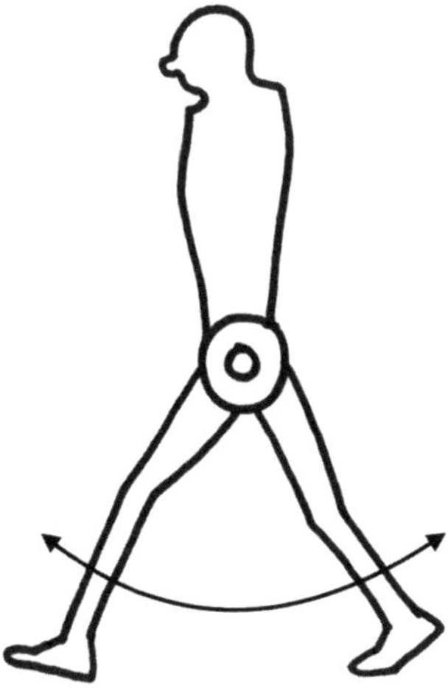

許多人都只讓雙腳一前一後移動，所以負擔都會集中在膝蓋、腰部或是其他部位。

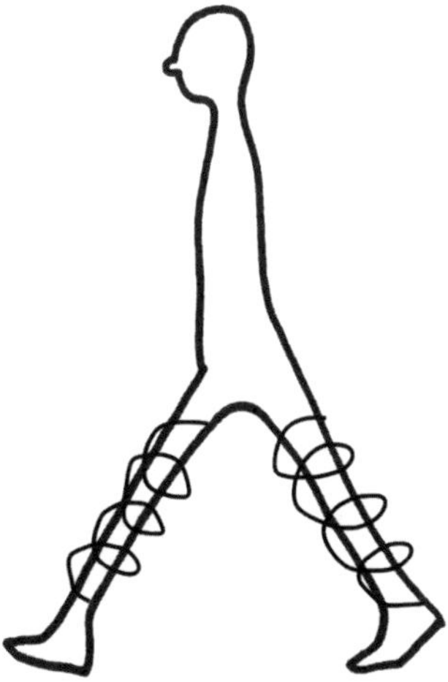

如果能讓螺旋轉的能量貫通雙腳，就能分散負擔，動作也會變得更流暢。

是雙腳一前一後運動的方式。不過，若能讓雙腳像是抽鞭子一樣，呈現波浪狀的動作，然後再加入旋轉的話，才是最理想的走路方式。這道理與手臂的螺旋運動一樣。

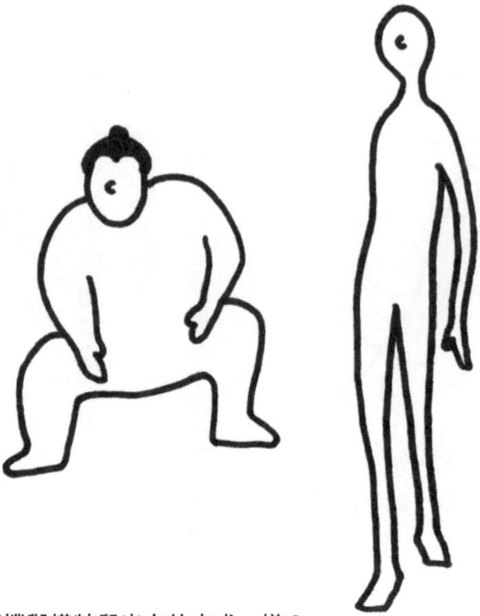

相撲與模特兒出力的方式一樣？

雖然雙腳無法像手臂那樣，做出幅度明顯的螺旋運動，但是在走路的時候，讓**雙腳分別進行螺旋運動**，就能減少膝蓋、髖關節、腰部的負擔。

常有人說，學模特兒走台步對腰部不好，但那是不懂螺旋運動的人硬要模仿模特兒的動作，才會產生這種後遺症。沒人會說相撲力士那種腳掌貼在地面往前走，將重心放在腰部的摺足會對身體造成影響，甚至大部分的人都知道這種走路方式有益身體健康，但**其實台步與相撲的摺足是能量流動方式相同的運動**，兩者的差異只在美不美、強不強而已，但歸根究柢，美麗與強悍是一體兩面的事。

這也證實了「邊看邊偷學」有多麼困難。

螺旋的動作是三維立體的，所以很難在平面畫出來，也不太容易想像，而直線的動作則能於平面呈現，所以相對容易理解，這也是大多數的人只能將**二維的動作組合起來的原因**。

正因為如此，才希望大家提醒自己以螺旋的方式運動，避免自己陷入盲點。

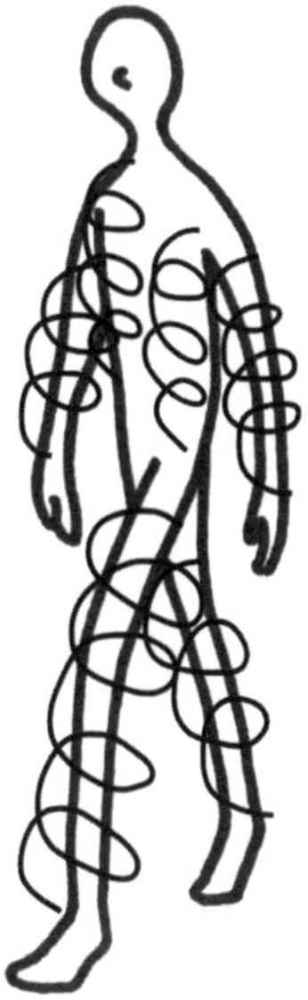

以螺旋的方式走路。

## 不要將伸展操當成訓練的理由

我的班幾乎沒有伸展操這種概念的訓練。若問為什麼不把伸展操納入肢體呈現的課程，是因為只是拓展關節的活動範圍沒什麼意義。

關節的活動範圍變大當然是好事，但真正想要的是**讓關節延伸，徹底發揮力量**，因為無法做出能量貫通的動作，就無法進行默劇藝術這種肢體表演，所以通常會進行伸展與重訓混合的訓練。

順帶一提，我的課也幾乎沒有重量訓練這種課程，因為是將重點放在能量貫通的方式。就算是別人看起來很像重訓的訓練，但本質是不同的。我一直覺得重點在於**重訓當成放鬆**的訓練。

此外，若是將**伸展操視為放鬆韌帶，或是讓肌肉拉緊拉長的訓練**，宛如彈簧般的伸縮反射力量就會變弱。

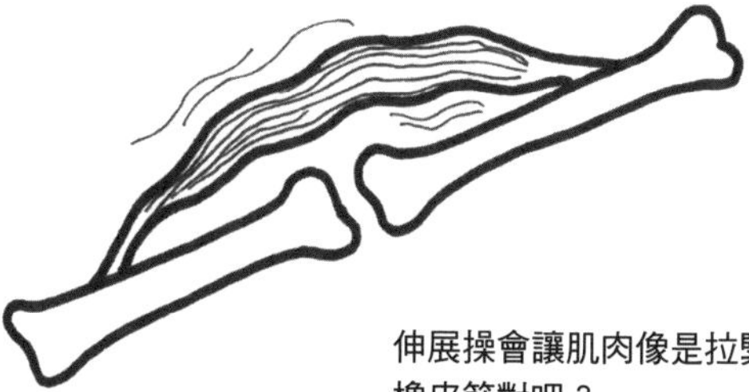

伸展操會讓肌肉像是拉緊的橡皮筋對吧？

順帶一提，韌帶就像是連接骨頭與骨頭的強力彈力帶。所謂的伸縮反射就是在承受了瞬間變大的拉力時，肌肉會在大腦下達指令之前就先收縮，避免肌肉受傷的現象。

一旦這個收縮的力量變弱，說得極端一點，就無法像之前一樣，隨心所欲地運動，當然也無法做出激烈的動作。

比方說，在投球或是飛球的時候，通常會讓胸口敞開，然後再瞬間拉展胸部的肌肉（或是透過小腹與踩踏地面的力量），藉此產生伸縮反射的力量，增加手臂甩動的加速度，但如果做不到這點，就只能**透過意志力讓肌肉收縮與甩動手臂**，這樣的**動作當然又慢又弱**。

這在體育領域算是一大問題，而且肢體的呈現方式也變得很不自然，或說是變得很不有趣，因為**動作的節奏會變得很刻意與做作**。

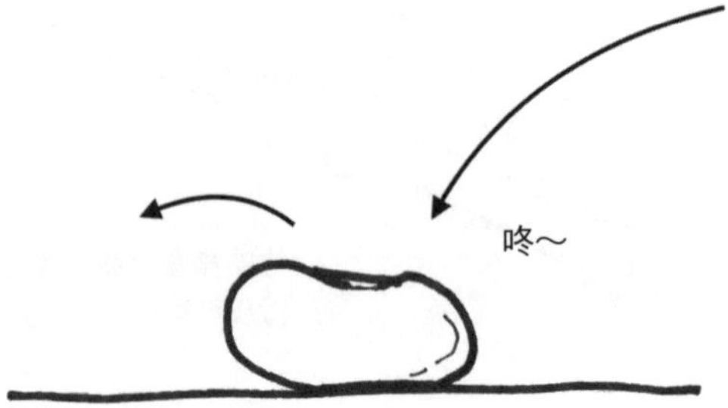


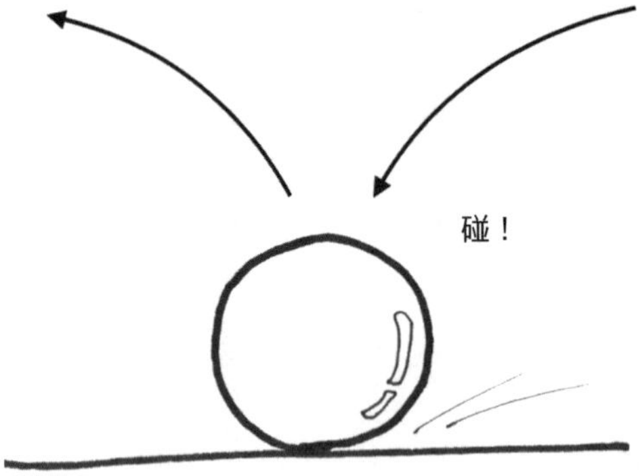


一旦肌肉像斷裂的橡皮筋，乍看之下還是很弱軟…但已經失去彈性，也只能夠由大腦下達出力的命令，這樣的動作會變慢與慢弱。

## 伸展操是復健？

再介紹一個不將伸展操納入訓練課程的理由。一般來說，在做伸展操的時候，都會將注意力放在伸展的部位，但說得難聽一點，這等於是將自己的身體當成沒有生命的物體操作。

我們在面對自己的身體時，必須不斷地問自己「神經如何貫通身體的部位」。**驅動肢體的能力不是來自肌肉量或是靈活的關節，而是神經迴路的數量以及啟動神經迴路的方法**，神經迴路也是能量貫通身體的路徑。

就這層意義而言，我覺得伸展操與**復健差不多**。如果不是神經方面的問題，而是生理方面出現障礙的問題，的確有必要主動進行伸展操，不管是由自己進行伸展，還是由別人幫忙伸展，都是將身體的一部分當成物體操作。

問題在於莫名地將伸展操當成某種運動或是暖身運動。如果不是把伸展操當成一種

**伸展操是將身體當成物體操作，**
**而不是當成生物操作。**

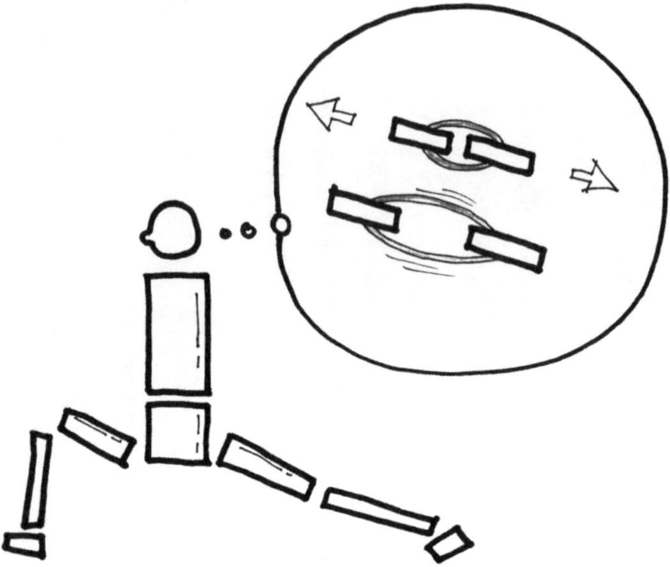

**伸展操是復健？**

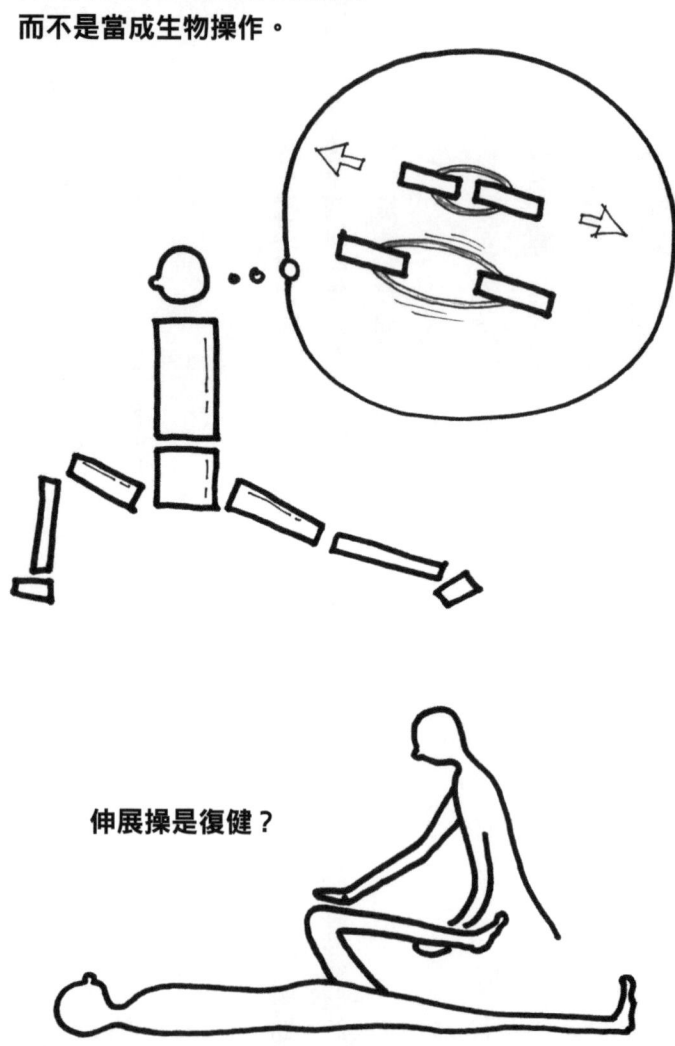

興趣，不是為了保養身體而做，而是覺得做了心情會變好，那當然沒什麼問題，伸展操就跟喝酒、吃甜食、抽菸一樣，都是一種興趣，只是目的不太一樣而已。

## 不是伸展操，卻很像伸展操的訓練

承上所述，接下來要介紹一個本質上與伸展操不同，卻充滿伸展操特色，將**身體的部位當成生物操作**的訓練。

其實這個訓練的重點也是螺旋。如果把這個訓練說成伸展操，許多人會莫名地直線伸展身體，但是這個訓練會讓骨頭與肌肉的構造產生螺旋的動作，所以**直線伸展會顯得不自然**。

請張開雙臂，盡可能往外延伸。

首先盡可能地張開。

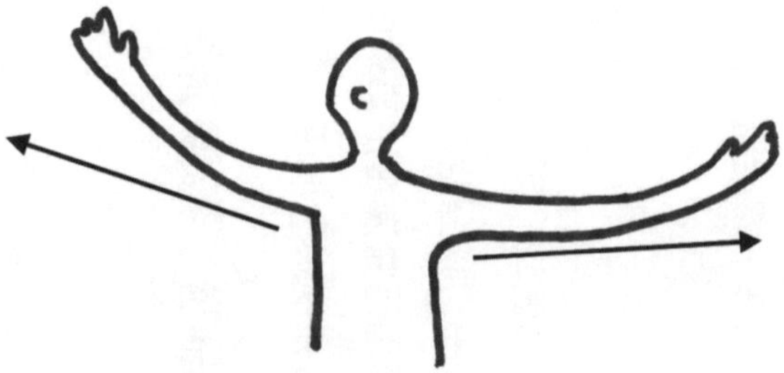

先試著讓雙手盡可能往外張開。

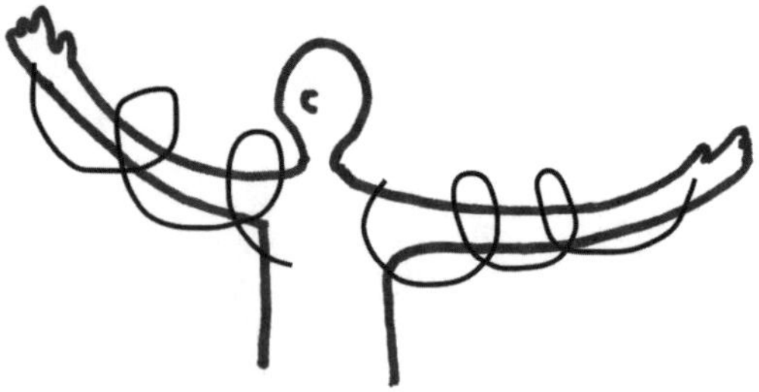

應用螺旋的原理（像是從胸部開始扭轉般），張開雙臂。

接著要應用螺旋的道理。讓小指頭在伸直的情況下，一邊像是往上撈一樣，一邊讓手對往內翻，同時像是要讓手臂的根部與側腹翻給站在前面的人看一樣，不斷地往外張開（很像是側腹往左右兩側推出去）。

大家覺得如何？說得極端一點，伸展雙臂時，是不是很像要把胸口撕開的感覺呢？**直線伸展時，會在某個點停下來**，但是**以螺旋伸展時，就覺得能夠無限延伸**。

此外，直線延展時，動作會變得很局部，但是**螺旋延展時，會帶動下半身**，這在要將身體當成一個整體使用，而不是局部零件組成的個體，是非常重要的關鍵。

在從小指開始螺旋伸展與往上抬的時候，請試著讓手掌做出前述的「史努比的手」，再讓手臂往後旋轉。這時的呼吸可像是後面章節所述，拉開喉嚨，讓橫隔膜往下沉，盡可能讓身體的內部空間擴張。

大家覺得如何？是不是體驗到前所未有的全身運動呢？**這種運動很像是重訓，又很像伸展操**對吧？

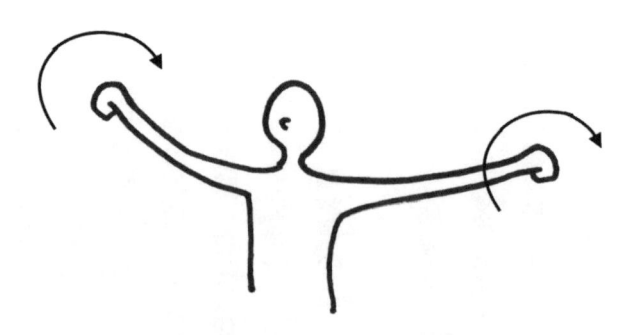

螺旋加史努比的手，試著讓手臂旋轉。
有什麼感覺呢？

而且，雖然沒有特別提到核心（肚子附近），但是核心有什麼感覺呢？應該會自然而然收緊對吧？這代表充份鍛練到核心了喔。

所謂的核心訓練若不與手臂或是雙腳連動，就會變成只有核心肌肉變壯而已。雖然這與主題無關，但其實**不管做什麼，都需要鍛練核心**。

## 了解「靈活」的真正意義

大家對於不做伸展操與重訓的理由了解多少了呢？

一如前述，所謂靈活的動作就是**全身協調的動作**，不能與**關節活動範圍混為一談**，除了特殊的競技比賽之外，關節有一定的靈活度即可，不會出什麼問題才對。

此外，**為了動作變得靈活而放鬆，讓神經斷路，讓身體變成物品**的話，沒有任何意義可言。希望大家都能細膩地使用神經。靈活的動作當然不等於輕飄飄的動作。增加關節的動作雖然看起來搖搖晃晃，但是最後介紹的伸展操與重訓，也能做出一樣的東西，也希望大家如此活動。

**讓我們不再被「靈活」這個字眼的語感迷惑**，提升動作的品質吧！

# 第4章

# 像是移動空間般移動肢體

## 封閉的身體

到目前為止，介紹了肉眼可見的肢體動作，接下來要稍微試著拓展視野，聊聊不一樣的主題。

很常聽到「那個人渾身散發著光芒耶」這種說法，我不知道說這種話的人是不是真的看到別人自帶光芒，但我很確定這個人覺得對方「散發著不同的感覺」。

每個人都散發著自己的**感覺**，有些人給人的感覺很正面，有些人則很負面，但一定都散發著自己的感覺，至於是好是壞，全由感受的人決定。

這種感覺也會隨著狀態而改變。比方說，充滿自信的時候，覺得沮喪的時候，都會散發不一樣的感覺，這是廢話對吧（笑）。

由於太過理所當然，所以不管是否了解自己散發的感覺。**不管是誰，每個人的自我都會不斷地外擴**。如果能夠善用這股來自自我的影響力當然是好事，但如果在訓練或是正式上場的時候，將注意力放在肢體的運動上，**這種自我就會漸漸地被封進身體之中**。**「動作給我再大一點！」**大家是否被如此要求過？其實這跟剛剛介紹的事情有關。

當我們的身體被關進由皮膚包起來的肉體之中，就算想要放大自己的動作，動作看起來也不會太大，會產生**是否讓體外的空間動起來了**？動作是否變大了？這類疑問。

就算是不需要刻意放大動作的人，讓自己的身體封閉會導致能量無法流通，身體也會變得**容易受傷或故障**，而且也會**造成心理層面的影響**，所以希望每個人都能盡可能地運用空間。

## 讓身體對空間敞開

或許有些人會說「可是就算你跟我說什麼空間，我還是聽不懂耶……」，有些人可能會問「該怎麼想像呢？」

的確，想像力很重要，但如果**光憑想像就能了解是怎麼一回事，何必辛苦的訓練**

**呢**？這與用眼睛就能偷學得到的話，就不需要那麼辛苦了（笑）。

而且我也很常說「不要想像」。或許有些人會覺得，明明是肢體表現，怎麼可能「不要想像」，但我要說的是，想像力是很難駕馭的危險能力。

話雖如此，一開始也只能先想像再說。因此請大家先稍微想像一下，你在大自然之中徹底解放，整個身體沐浴在當下的空氣之中。

如何？是不是覺得意識飛得很遠，卻又覺得意識進入大腦的深層之中呢？此時**皮膚**似乎再也不是內在與外界的隔閡，是完全**向外界敞開的感覺**。

反觀我們被困在擠滿人的電車車廂時，**會覺得皮膚是封閉**的，讓自我關在身體的內側之中。

不管是前者那種在大自然之中，一邊感受遠方的空氣，一邊讓全身動起來的感覺，還是後者那種擠在人群之中，在皮膚封閉的狀態下做動作的感覺，**從表面來看，完全看不出不同，但本質上是完全不同的**。這應該不難想像吧？

我們該做的不是憑空想像肢體活動時，空間跟著一起動起來的畫面，而是要透過身體的某種狀態或是運動方式，讓我們能夠得到上述的感覺。在此為大家介紹三個重要因素，幫助大家回想這類感覺。

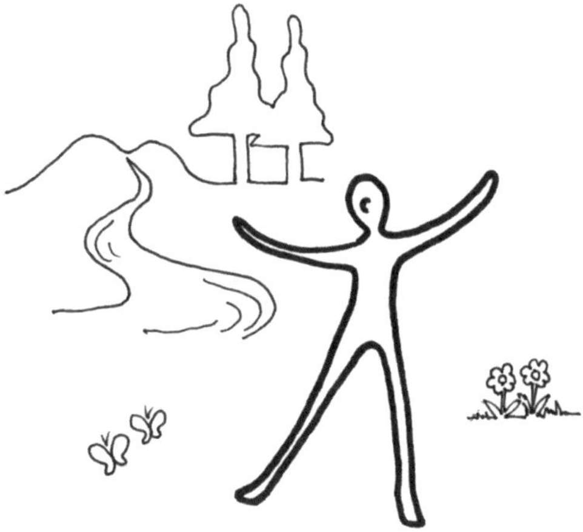

身處大自然的時候，皮膚是敞開的。
能夠回想這種感覺嗎？

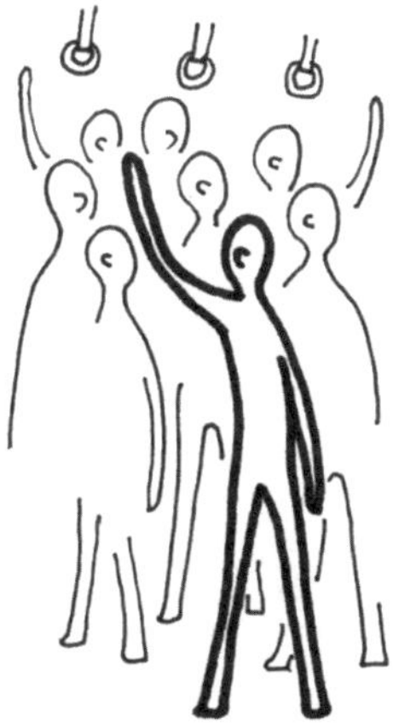

擠在很多人的電車時，皮膚是封閉的。
能夠回想這種感覺嗎？

**①打開皮膚的感覺**
**②讓身體內部的空間敞開**
**③提升身體內部的動作密度**

## 像是讓空間動起來的肢體運動──元素①

# 「打開皮膚的感覺」

所謂**「打開皮膚的感覺」**就是剛剛說的，身處在大自然的感覺。大家應該希望自己**想要有這種感覺，就能有這種感覺**對吧？

基本上，就是要放鬆才能有這種感覺，但其實說得容易，做起來困難，因為這些理所當然的事情都要從「心」出發。我們都知道，內心的問題要從內心解決，但許多人就是因為做不到這點，所以才會轉頭**重視從肢體解決**的辦法。

因此我希望大家更仰賴皮膚的感覺，也就是實際地碰觸身體。接著讓我們稍微試看

像是奶油融化的感覺一樣，
覺得放在胸口的手，
與胸口融在一起。

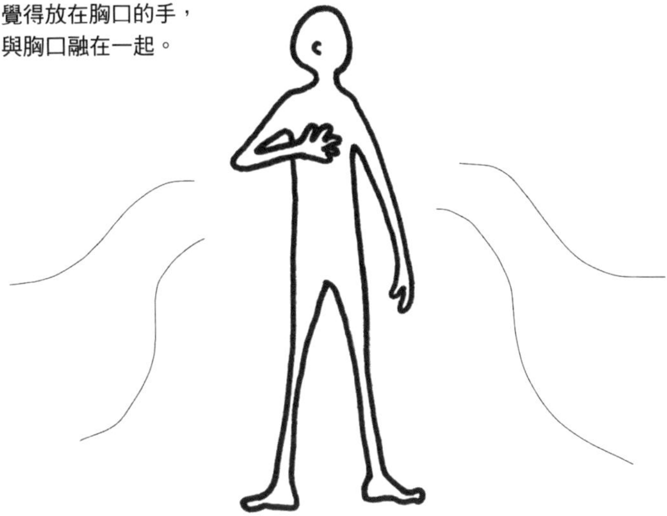

看吧。

第一步，先讓手摸著胸口，感覺掌心緩緩地**融入**胸口，然後慢慢地讓掌心往胸口壓緊（如果無法放下掌心推胸口的感覺，可以只讓掌心貼住胸口就好）。

此時想像胸口也承受了這股柔和的力量，然後一邊吐氣，一邊想像掌心融入胸口。感覺上，就是**兩塊奶油互相交融，合而為一**。

光是想像胸口與掌心融合，或許就會讓你覺得很放鬆，很舒適、安心，甚至會覺得想睡覺。不過，這時候不用想太多，也不會真的變成奶油（笑）。或許有些人會覺得「這樣做就夠了？」但不需要太過擔心，先繼續下個步驟即可。

這種讓掌心與胸口融為一體的練習可在身體的各個部位進行，比方說，可試著在腹部、二頭肌、大腿、臉頰、脖子、肩膀，甚至是頭部。

而且還可以想像雙手的掌心與不同的身體部位融為一體，或是想像整隻手臂融入核心。這個練習沒有固定的形式，只要覺得舒服即可。

不過，這個練習有個祕訣，那就是除了讓掌心貼在身體，還要緩緩地吐氣，讓全身與腳部都感受這種掌心融入身體部位的感覺。

更重要的是，**不要去想做得好不好**這件事，而是要試著比較練習前後的自己，如果覺得自己變得比較放鬆那就足夠了。能夠覺得「好像有點放鬆了啊……」即可。

接著是不要有「可是……」的這種想法。如果什麼都不做，肯定不會有「放鬆的感

想像雙手的掌心或是手臂與
兩處身體部位融為一體。

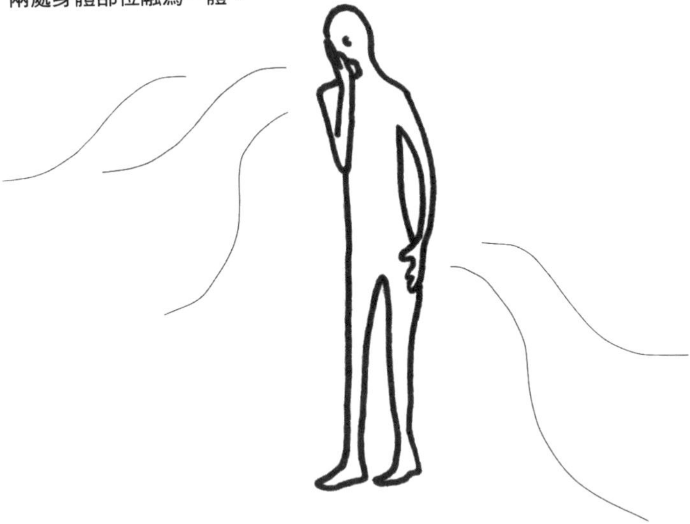

覺」，所以你的身體肯定產生了變化。就是對身體的變化不夠敏感，所以才無法靈活地運用肢體。**告訴自己「身體產生了變化」是非常重要的一步**。

接著要試著讓手離開身體，覺得**空氣與身體的各部位融為一體**。雖然不像是待在大自然那般興奮，不過有些人會在此時覺得自己彷彿消失了，或是變得透明，有些人甚至會變得想睡覺（笑）。

如果懷疑自己做得不好，可以

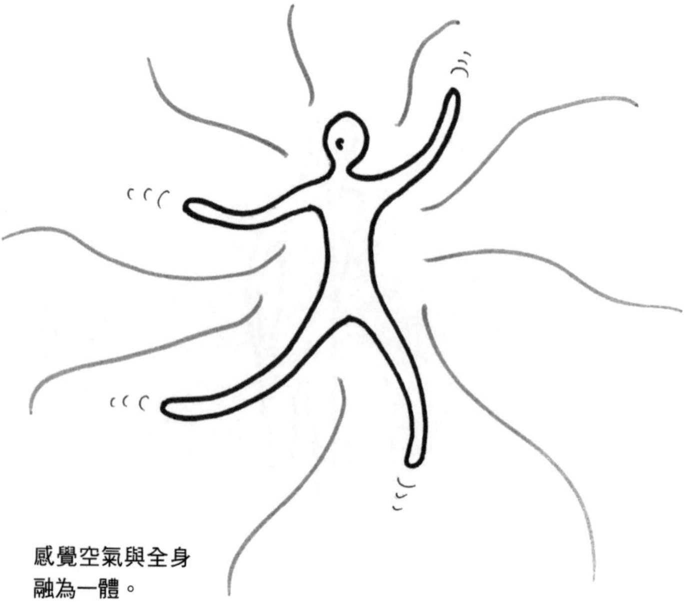

感覺空氣與全身
融為一體。

試著想像以這種感覺坐進擠滿人的電車會有什麼感受。如果結論是「怎麼可能用這種感覺擠在電車裡面」或是「好像沒辦法討厭這種感覺」，那代表你做得很好，不用太擔心。

這種感覺就是**「打開皮膚的感覺」**。不過，一直讓皮膚的感覺開著也不一定事好事。許多人都無法打開皮膚的感覺，所以我都會開課介紹相關的方法，如果一直打開皮膚的感覺，有可能會造成日常生活

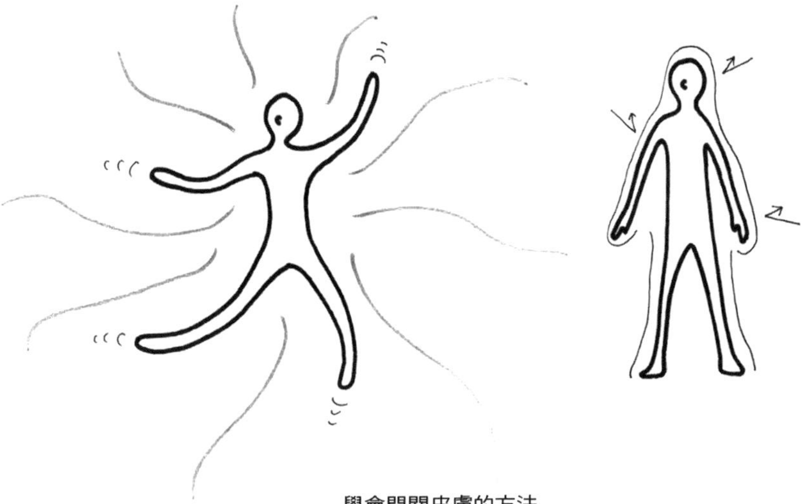

學會開關皮膚的方法
（一直開著或一直關著都不好）。

的影響，所以學會開啟與關閉皮膚的感覺，是非常重要的一件事。

不管是什麼事情，**過與不及都不好**。呼吸也是一樣，一吐一吸都非常重要。有時候也需要讓骨盆關起來或打開。前著書名提到的「張力」，也需要與另一股牽制的力量並存。

希望大家能在適當的時間點，自然而然地，或是刻意地打開皮膚的感覺。

## 像是讓空間動起來的肢體運動——元素②

### 「讓身體內部的空間敞開」

敞開皮膚後，能感受到的（自己能控制的）**外部空間就會變大**，大家可以想像成走進大自然之後，自我的意識無限延伸到遠處的感覺。

不過，這終究只是外界的感覺對吧？自己的內在也有所謂的空間，而我希望大家也能**拓展這種內在的空間**，如此一來，就可以找到自己的主軸，或說是可以更明白自己的存在。

光是打開皮膚的感覺，就會有種自己消失了，變得透明了的感覺，換句話說，這像是浮在半空中的狀態，也就是意識飛到外界，內在拉住意識的力量變弱。雖然這個狀態會讓人覺得很舒服，但如果不小心找不回自己該怎麼辦？

所以在此要介紹擴張身體內在空間的方法。這部分與呼吸息息相關，而本書想介紹最需要注意的部分。

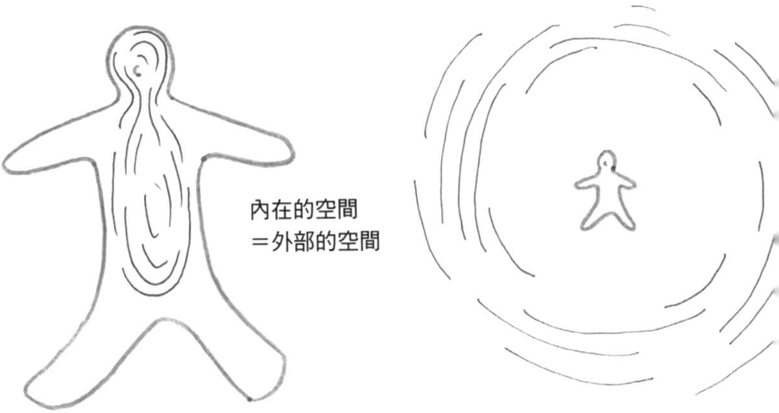


**那就是讓橫膈膜降至最低處的呼吸法**。這個方法能讓腹腔，也就是由橫膈膜、骨盆底肌、腹橫肌組成的腹部隨時保持一定的空間，也可說成是**下腹、丹田總是膨脹的狀態**。

那麼在了解如此特殊的呼吸法之前，讓我們先了解基本的呼吸。

一般來說，呼吸方式分成**胸式呼吸與腹式呼吸**兩種，兩者的差異在於是以胸腔、肋骨的活動為主，還是以橫膈膜的動作為主。這兩種呼吸方式沒有優劣之分，**只要能視情況選擇適當的呼吸方式即可**。比方說，全力奔跑後，用腹式呼吸會很痛苦，必須冷靜下來時，胸式呼吸則幫不上忙。

不過，胸式呼吸與腹式呼吸的分類太過粗糙，不算是精準的分類，而且讓胸腔、肋骨與橫膈膜徹底地活動也非常重要。

在了解這些事情之後，本書要以前所未有的觀點說明接下來的呼吸方式。

## 是呼吸，還是讓空氣通過？

**呼吸與讓空氣通過**是看似相似，卻截然不同的兩件事。

就算身體狀態相同，動作與真正的呼吸不會協調，因為**這不過是讓動作配合呼吸的時間點而已**。動作與呼吸本是兩件事，所以不管時間點多麼吻合，終究不會融為一體。嚴格來說，動作與呼吸總是紊亂的。

另一方面，**讓空氣通過的呼吸則是由動作引導的呼吸**。感覺上就是讓空氣隨著動作自由地進出身體，身體隨時充滿了空氣。此時**完全不需要刻意讓呼吸與動作配合**，所以

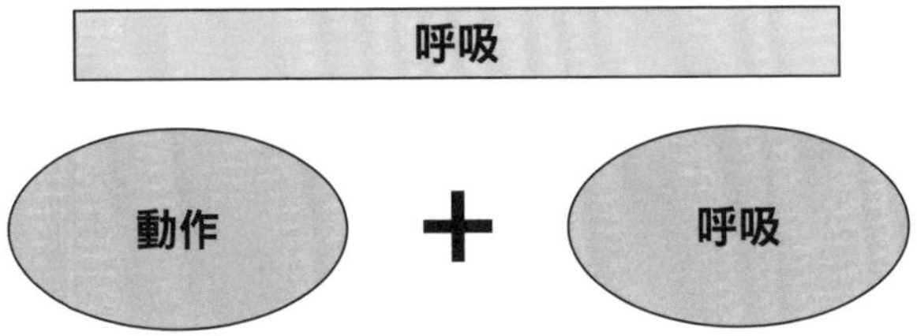
呼吸
動作
＋
呼吸
只是讓呼吸配合動作而已。

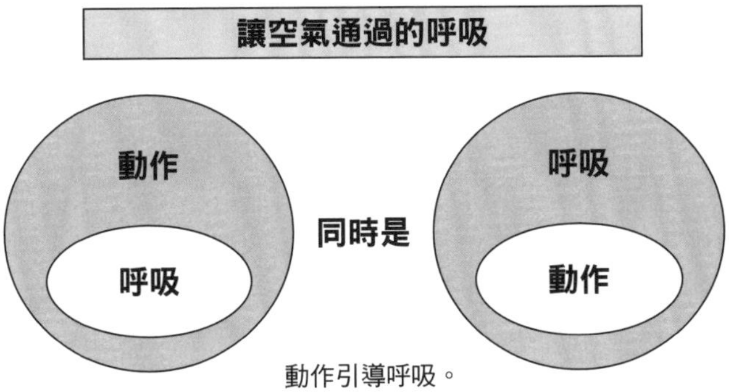
讓空氣通過的呼吸
動作
呼吸
同時是
呼吸
動作
動作引導呼吸。

這兩件事會變成一件事，呼吸與動作也不再紊亂。若想讓外部的空間動起來，基本上得先達到這個境界。

讓空氣通過的呼吸有兩大重點。第一點是**先讓喉嚨張開**。另一個重點則是想像**吸進身體的空氣沉入胸腔底部，再於吐氣時，讓空氣從胸腔的上部流出**。

如此一來，就會隨時

覺得口腔、胸腔、腹部合而為一，由臉部、脖子、胸部、下腹這一連串的構造組成的身體內側也會成為一個完整的立體空間。

這就是本節開頭提及的呼吸法，也是讓橫膈膜降至最低處的呼吸方法。

## 有用的想像，無用的想像

不過，在解剖學的世界裡，呼吸就是空氣在胸腔與肺部進出的過程，空氣不會進入腹部，但如果因此不打算使用胸腔以下的部位就會遇到問題。吸氣時，橫膈膜會往下降，內臟就得跟著往下、往外、往前移動，而這個動作會讓腹部鼓起來，所以又稱為腹式呼吸，感覺上，就是空氣進入腹部。

依照解剖學想像是非常重要的一件事。當我們知道呼吸時，橫膈膜會往下沉這個事實，然後將腹腔想像成一個被空氣灌飽的洞，對我們是有幫助的。話說回來，就連胸腔也不是完全的空洞，所以空氣灌滿胸腔也只是一種想像。

## 解剖學與想像併存

以吸入空氣為例…

| 解剖學 | 想像 |
|---|---|
| 空氣不會進入腹部。橫膈膜往下沉，內臟往前方、側面推擠。<br>空氣流入每個肺泡之中。 | 腹部是個空洞，會因為灌滿空氣而膨脹。胸腔是空洞，會被空氣灌滿。 |

**如果想像有用，當然要盡可能想像，如果沒有用，那麼就算合乎解剖學也不要使用。**想像空氣流入每一個肺泡沒什麼用對吧？所以我建議大家靈活地運用解剖學的知識，並搭配想像力。

## 不要當成呼吸法練習

打開喉嚨之後，就是另一個重點的練習，也就是「吸進身體的空氣沉入胸腔底部，再於吐氣時，讓空氣從胸腔的上部流出」的練習，接下來介紹一個確認自己是否同時做對這兩個重點的方法。

讓手掌握成鳥喙的形狀，另一隻手的掌心放在上面，然後用力壓住小腹，同時讓腹部鼓起來，像是把手往外推一樣，也讓薦骨往身體後面推出去（感覺骨盆裡面有個氣球脹起來）。
在這種狀態下吸氣與吐氣。

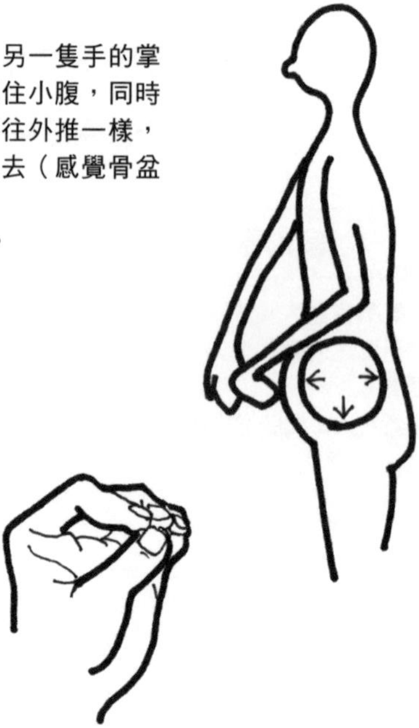

如圖所示，讓手用力壓住肚臍底下的位置，再讓腹部鼓起來，用力把手往外推，此時腰部也會跟著膨脹。行有餘力的人，可試著讓肚臍往後縮，同時讓小腹脹起來。腰部的部分則像是將薦骨往後推的感覺，或者是**骨盆的內側有顆氣球向四面八方（不包含上方）膨脹的感覺**。

請在這種狀況下大口吸氣與呼氣。**吸氣時，若是下腹膨脹力不足的人**，橫膈膜會無法往下降，就會變成所謂的胸式呼吸。

## 喉嚨只是空氣的通道

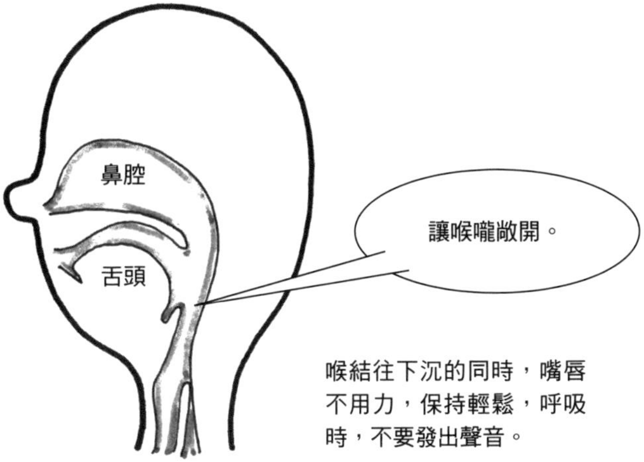
鼻腔
舌頭
讓喉嚨敞開。
喉結往下沉的同時，嘴唇不用力，保持輕鬆，呼吸時，不要發出聲音。

**吐氣力道不足的人**，空氣會無法從胸腔上面流出，而是從底部流出。不過，吐氣之後，下腹會變得不那麼膨脹。這樣也沒有問題，只在於是否放鬆而已。

這種呼吸方式要在喉嚨盡可能打開的情況下做，讓喉嚨成為空氣的通道，而不是用喉嚨呼吸。吐氣時，請不要讓嘴巴噘起來，**要讓嘴唇放鬆，保持輕鬆**，而且要讓呼吸變得輕緩，**不要發出聲音**。說得極端一點，就是在吐氣時，像是空氣慢慢往外洩的感覺。

若能養成這種呼吸習慣，就會真的覺得喉嚨只是空氣的通道（會想利用喉嚨呼吸，有可能是因為聲帶，聲帶會發出聲音，而誤會呼吸也與聲帶附近的結構有關）。

有些人的身體會因為這種呼吸方式而慢慢熱起來。

儘管如此，**請大家不要把這種呼吸方式當成呼吸法練習**。只需要走路的時候練習就夠了，但也希望大家能夠在做伸展操、重訓，或是活動身體的時候使用這種呼吸方式，尤其在身體承受較大的壓力時，更是需要像這樣呼吸。

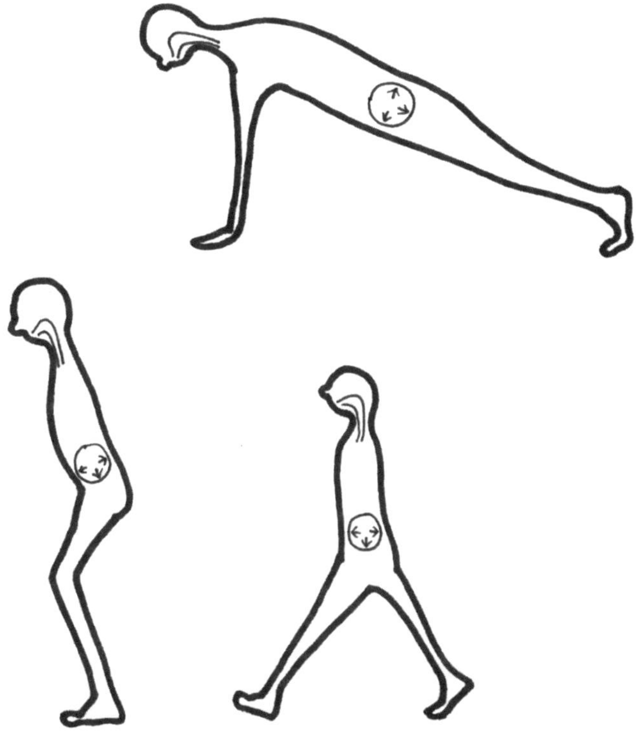

**平常運動時，**
**盡可能使用讓橫膈膜沉到底部的呼吸方式！**

## 像是讓空間動起來的肢體運動——元素③

# 「提升身體內部的動作密度」

像這樣打開皮膚的感覺，讓內部空間擴張，體會內部空間即外部空間，反之亦然。這個狀態之後，就等於**進入沒有內外之分，又知道內與外同時存在**的狀態。如果只看字面，會覺得很矛盾，但兩者的差異只在觀點的位置而已。

簡單來說，就像是向心力與離心力一定同時產生，而我們到底是將注意力放在離心力、向心力還是在兩者的比例？兩者的原理是相同的。

這一點在了解其他人或是指導者的說法時，是非常重要的道理。我們在接受別人指導時，不能只是**照著字面意思理解**，而是要思考「明明解釋的方式不同，但其實說的是同一件事」，或是「明明使用了相同的詞彙，但傳達出的內容卻不相同」等等問題。我們必須聽出真正的含意。

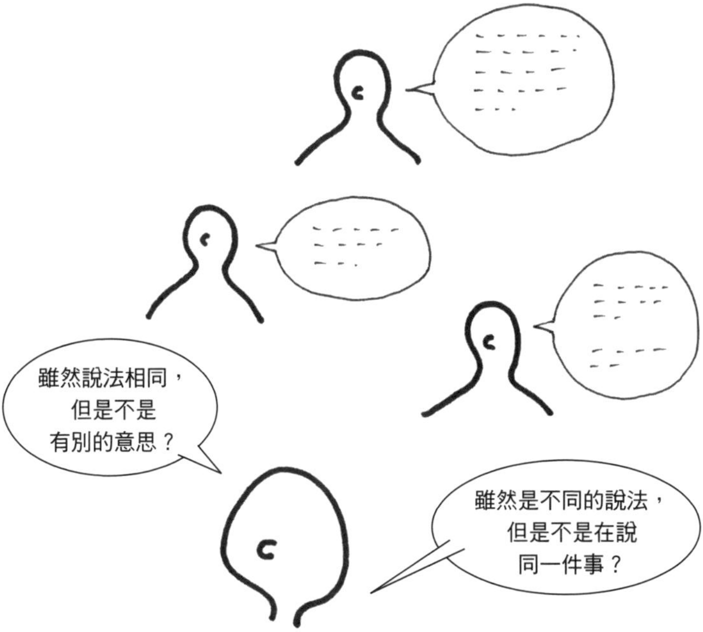


**不要依照字面解釋，而是得出自己的結論**

**就算這時候自己的解釋是錯的也沒關係**。就算照著字面解釋也有可能是錯的，所以既然結果都一樣，還不如練習自己解讀，**讓自己有機會走自己的路**。

## 無法具體觀察的身體內部動作

接下來要介紹驅動這個內部空間的方法。若能讓內部保持一定的空間，外部空間就會跟著動起來。如果只有外部空間存在，那麼**就算想要讓外部空間動起來**也沒辦法。若從肢體表現的世界比喻，那就是「力不從心的無奈感」。

由此可知，內部的空間就是這麼重要，但是要在做動作的時候，維持這個內部空間非常困難。

因此我想請大家重視**「內部動作的密度」**這件事。

一般來說，我們在活動肢體時，都是讓眼睛看得到的部分活動。如果動作細微到看不出來，那當然就不算動作。不過，問題就在於以為只要看得見的部分動起來就夠了。

活動肢體時，一定要讓動作**從肉眼難以觀察的身體內部產生，然後再於表面浮現**（不是從核心產生動作的意思）。如果做不到這點，動作就會流於表面，顯得輕浮與不切實際。

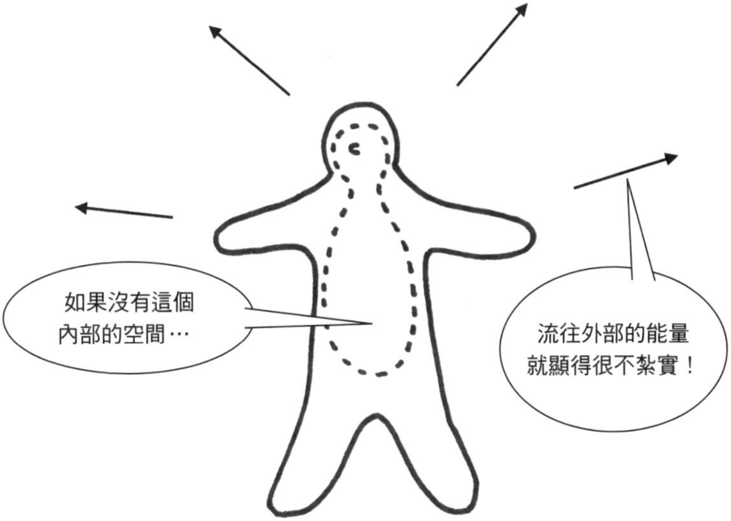
如果沒有這個
內部的空間…
流往外部的能量
就顯得很不紮實！

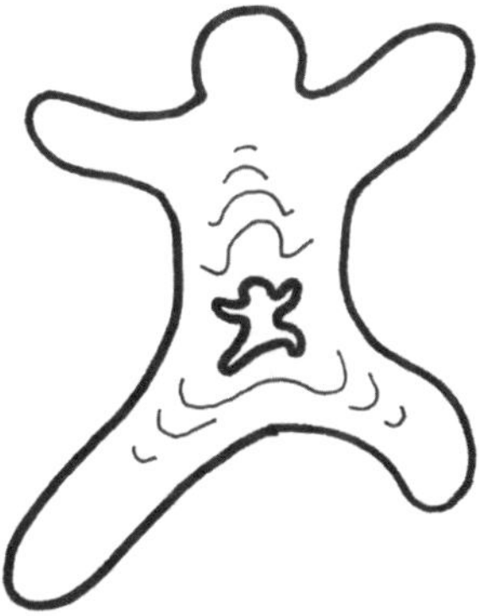

動作必須從身體深處產生！
如果外部先動，動作就會變得空洞。

## 在肢體表現的世界的意義

**讓動作不流於表面（不太過誇張的動作）**
**↓**
**不代表能產生最真摯的情感**

**擁有最真摯的情感**
**↓**
**不代表就能轉化為身體的動作**

例如舞台劇的世界需要逼真的演技，所以有些人會盡可能避免流於表面的動作，但**這不代表這樣就沒有問題**。

避免自己的動作流於表面，「透過最純粹的情感呈現肢體」聽起來雖然美好，但是不流於表面與最真摯的動作完全無關，**最純粹的情感與身體動作之間的關係也沒那麼簡單**。

## 骨盆的開闔

不論如何，不管是何種感受，都需要讓動作從身體深處產生，所以在此要介紹讓動作從身體深處產生的方法。

在此也一樣要先介紹最重要的重點。

在剛剛提到皮膚的感覺時，稍微提到了骨盆的開闔，當時的說法像是我們能夠**自行控制骨盆的開闔**。

問題不在於從解剖學的角度來看，我們能不能做得到這件事。就算是乍看之下相同的動作，是否刻意去做這個動作，會讓動作所能發揮的效益完全不同，尤其從動作的整體來看更能看出這點。

如下頁的圖所示，骨盆是由三大部位組成，所以具有可活動的關節，其中之一的結

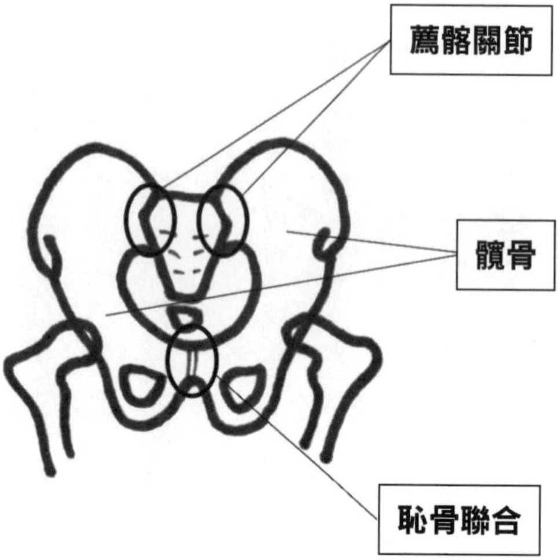


構是恥骨聯合部，另一個結構則是薦髂關節。

雖然我們想讓骨盆可以開闔，但是大家可以把左右兩側的髖骨視為左右手。我們不是**會用雙手揉捏大塊的黏土或是麻糬嗎？**感覺上就是利用左右兩側的髖骨做同一件事。

此時若能在骨盆內側做一個灌滿空氣的氣球，就能夠產生需要的能量。要讓這個氣球鼓起來，就要讓橫膈膜下沉，也就是讓小腹與丹田處於隨時膨脹的狀態。

只要學會這個動作，就會覺得**內臟**

## 讓骨盆不斷開闔

想像骨盆裡面有個脹飽的氣球或是黏土，然後從上面或是從下面用力搓揉這個氣球或是黏土。

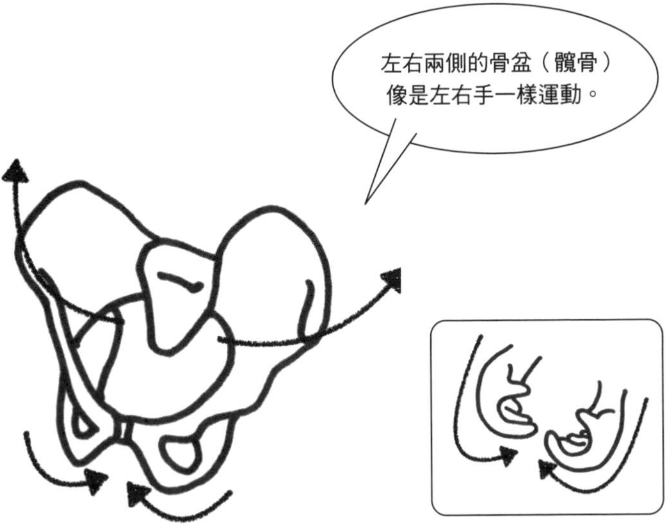
左右兩側的骨盆（髖骨）
像是左右手一樣運動。

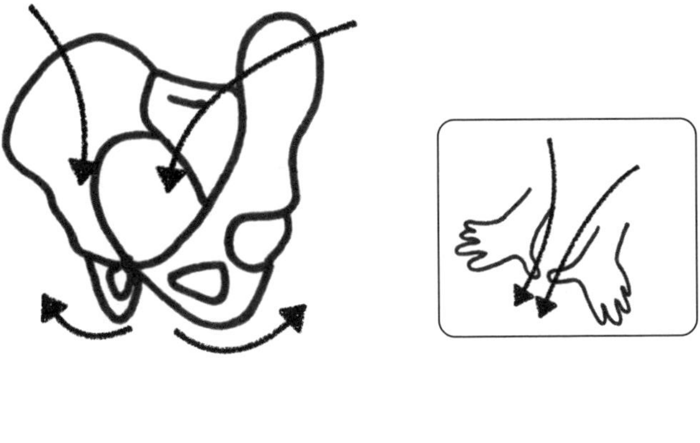

**被揉軟**。如果是內臟循環不佳，呼吸較淺的人，有可能會覺得不太舒服，所以請不要太勉強，慢慢習慣這個感覺就好。

學會這種讓骨盆不斷開闔的動作之後，**讓腳部的內旋、外旋的踩踏力量就會變強，脊椎變得更加靈活**，所以全身也變得更協調。當動作變得更精確，內側動作的密度也會跟著變高。

順帶一提，**沒辦法堅持做這個動作的人，往往是因為無法在骨盆開闔處用力**。建議大家試著觀察骨盆的開闔狀態，慢慢地掌握感覺。

## 動作雖小，卻能創造大能量

前面提及的三個元素要同時進行，也就是①**打開皮膚的感覺**、②**讓身體內部的空間敞開**、③**提升身體內部的動作密度**這三個部分要同時進行。

或許大家會驚訝地大喊「咦？不會吧？」（笑），但這些都是熟能生巧的動作。**一**

**開始不熟練也沒關係**，有心想做才重要。

如果太專注於這些動作，有可能會遇到皮膚的感覺關閉，或是呼吸變得不順暢，內在空間消失。請不要過於專注，**一邊觀察身體發生的事情**，一邊練習上述這三個元素。慢慢地，這一切就會變得順理成章（會變得十分自然）。

那麼，在重視這種感覺與狀態之下，試著動動手臂或是原地踏步，之後可以做任何

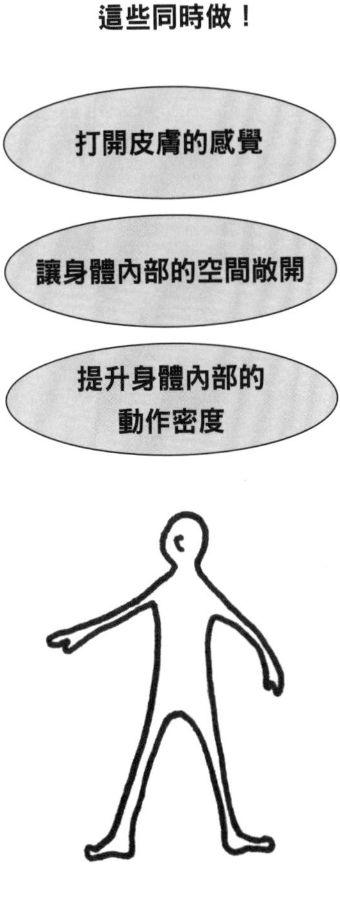
這些同時做！
打開皮膚的感覺
讓身體內部的空間敞開
提升身體內部的動作密度

## 動作雖小，但能量很大

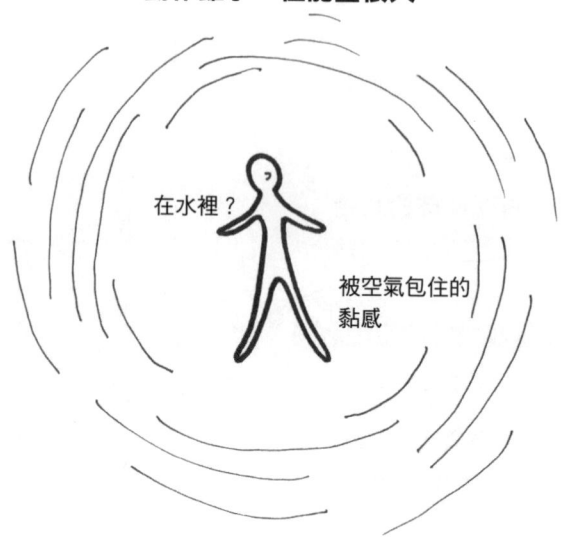


想做的動作。

**如果感覺空氣包住身體，或是覺得動作黏黏的、像待在水裡**也沒關係，這代表你做得很好。

一旦能做到這個境界，哪怕動作的幅度很小，看起來也會很大，因為**能量很充沛**。我們能夠感受到能量的大小，所以會覺得動作很大。

而且這不只是一種印象。在武術的世界裡，之所以小幅度的動作能創造無比的威力，正是因為武術的世界也有這種使用肢體的方法。

## 在肢體表演領域的意義

此外，有時候舞台表演這類領域會需要呈現「柔弱」或是「微小」的動作，但如果真的只有柔弱或是動作很小，就會被舞台吞沒，無法引起觀眾的注意力，此時的重點在於讓**「柔弱或微小的動作」看起來「很巨大」**。

只不過，若是只靠語言說明這件事，會讓人覺得很矛盾，所以也很難說得清楚。這不是拼命練習即可的肢體表演，說得更正確一點，越是拼命練習，反而會適得其反。

一如本章所述，要達到這點就得**提升內部動作的密度，打開皮膚的感覺，讓空氣經過身**

**在肢體表演領域的意義**

**柔弱的表演**

↓

不能只是柔弱，而要在表現「柔弱」之餘，釋放能量。

**微小的肢體動作**

↓

不能讓能量太過微弱，必須讓能量時時保持充沛。

**體，才能跨越這個難關**。那些被視為有天份或是天才的人，往往能夠憑著感覺，抓住箇中祕訣。

而前面也提過，有些方法能幫助我們做到，就是**透過身體實踐早期的精神論**。

想必大家已經知道，透過上述的方式驅動外部空間不只是一種想像，也不是將注意力放在外側即可。要產生離心力，就需要向心力，但我們很容易只注意一邊，而且不只是在運用肢體的時候會發生這種現象。

## 內在的問題也需要重視離心力與向心力的平衡

舉例來說，**如果沒有自我的主張，只是一廂情願地配合別人，很可能只是將自己的存在感建立在他人的關注上**，但是，**不與他人交流，凡事反求諸己的自閉性，很有可能會壓垮自己**。

**內在的離心力與向心力**通常會透過時間差取得平衡。當一邊的能量過高，天秤就會

## 與內在的問題相同

乍看之下，似乎很外向，但如果沒有自我的主張………
有可能只是將自己的存在感建立在他人的關注上而已。

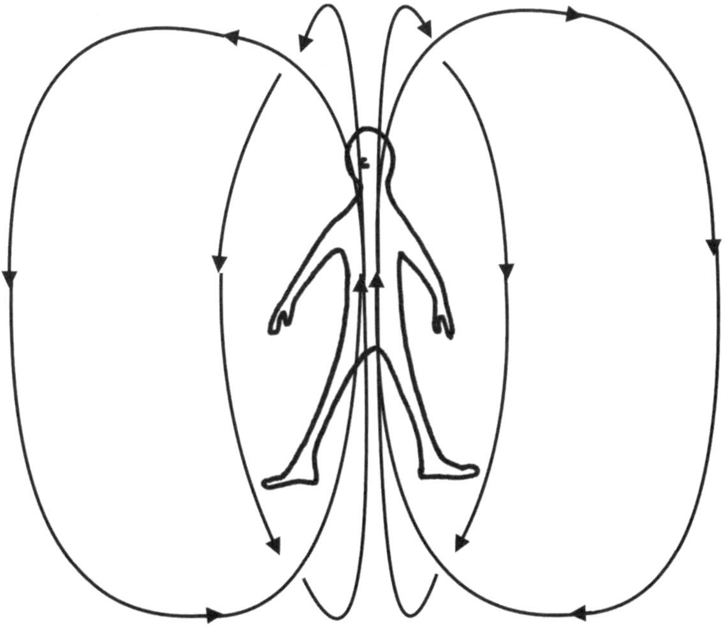

**身體能量的內外循環與內在的問題有關**
**外向／內向都很重要**

倒向另一邊。表演者與發明家若能善用這種感覺，就能事事得心應手，如果自我的主張變弱，導致能量用錯地方，就有可能會被周遭的人牽著鼻子走。

**這類內在的問題能幫助我們察覺與控制身體的能量於內外循環這件事**。

不論如何，請務必讓自己在這樣的狀態下運動。

## 是否限制了自己？

前面提到了移動空間的事情，但如果**覺得很困難，不知道在講什麼的話**，可以先試著注意自己周遭的空間有多寬多遠。

雖然剛剛才說，這不是只讓意識移到外部空間就足夠的事情，但比起什麼都不做，這肯定比較有效果。此外，就另一層意思來看，讓意識移到外部空間，也能得到很大的力量。

許多人都覺得接受訓練的人都會接受一些肢體訓練或是肢體的使用方法，但是，會不會**變得只將注意力放在肢體上面呢？表演者（不管是表演音樂、舞蹈還是舞台劇）的人，是不是太過在意自己做的事情（動作）了呢**？

假設太過在意自己，代表**已經限制了自己**。因此要讓意識移向空間。當我們懂得讓意識移到空間，我們就能輕易做到太過在意自己的時候所做不到的事情，**呈現的力量**也會完全不同，**存在感**當然也會完全不同。

所以請試著問自己，身邊的空間到底有多廣、多遠。話說回來，**有可能還是會懷疑自己做得到底對不對**。

因此，最能幫助我們體會這點的就是**聲音**。

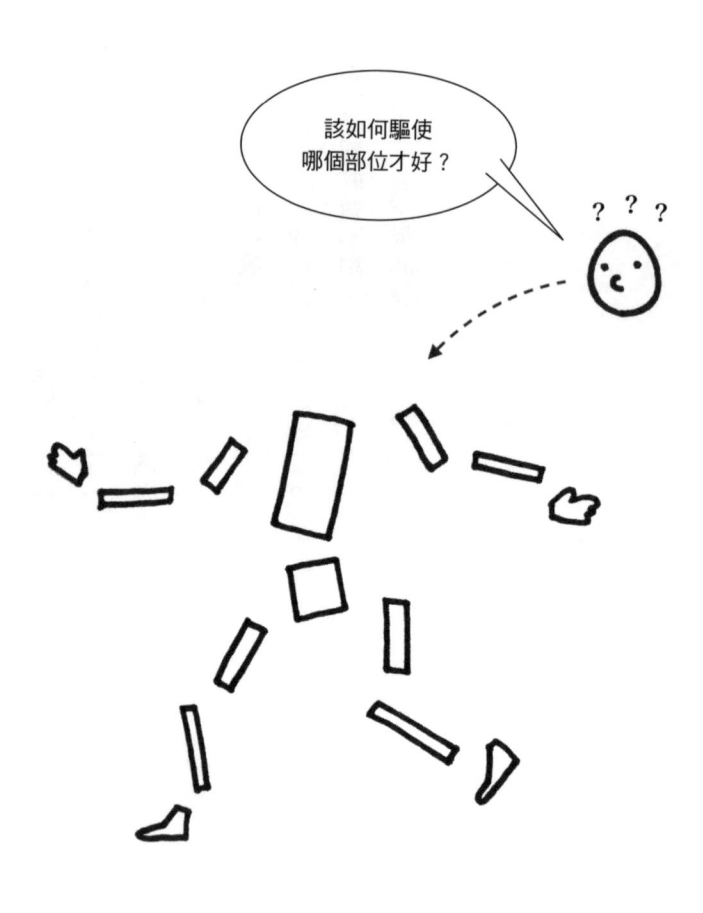


**太過注意身體，身體變得零零散散。**

## 發聲與空間

「讓身體發出聲（音）」這個工作坊大約是以一個月一次的頻率舉辦，而來上課的學員通常是不太知道如何發聲的人，或是因為好奇才來參加的一般人，也有唱歌、司儀這類聲音的專家（或是專業人士）。

基本上，這個工作坊的課程會讓學員學習輕鬆地使用發聲器官的方法，但是，當我告訴學員他在**發聲時，過於在意自己的身體（例如喉嚨）**，以及我**讓意識移轉而空間的感覺**（透過牆壁或天花板讓聲音傳至遠方的人），他們的聲音都變得明顯不同，變得更響亮，續航力也更久……

越是專家，改變越是驚人。正因為是專家，所以才更會感到驚喜對吧（如果是不那麼熟悉自己發聲的人，旁人或許會覺得很驚訝，但自己卻不太有感覺）。

**發聲時，太過注意自己的發聲方式（身體）…**

**讓意識飄向遠方（忘了身體）之後…**

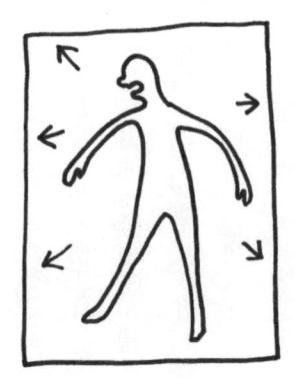

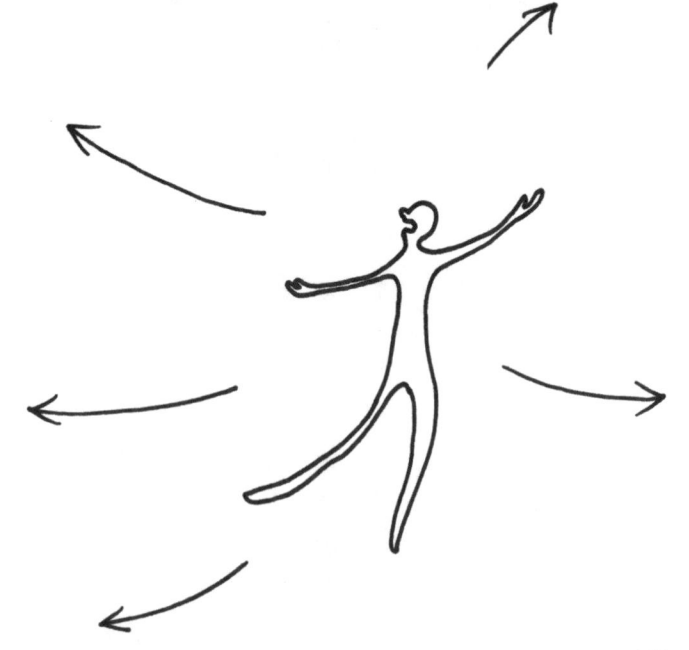

## 先讓視線從身體離開

不管是一般的訓練、肢體訓練、肢體表演、運動，想要學會本來不會的事情，通常都會將注意力放在身體這個自己能夠控制的部分。

不過，剛剛聲音的例子也告訴我們，當我們讓意識移到空間，反而能做得更好，因為**離開了自己的身體**。

比方說，這與我們在開車或是騎腳踏車的時候，比起注意方向盤或龍頭的控制方式，望向遠方，將注意力放在要去的（該轉彎的）地方比較能夠順利地前進是同一個道理，**感覺上很像是雙手自動操作方向盤或是龍頭對吧**。

該怎麼使用身體才能做得好？一旦像這樣將注意力放在身體上，就會遇到無法克服的高牆。

除此之外，在推東西或是人的時候，與其思考該從身體的哪個部位出力，哪個部位

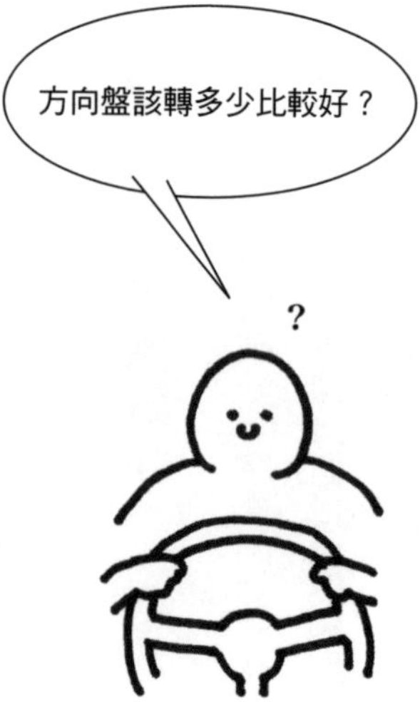


**離開身體**

將注意力放在要去的地方，就能自然而然地調整方向盤的角度。

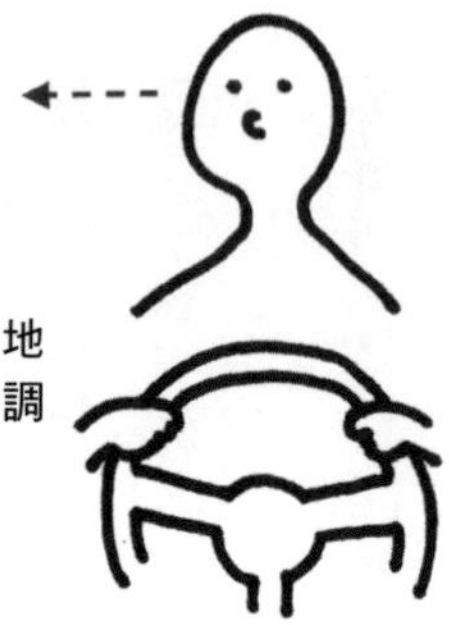

應該放鬆，**不如讓視線穿過目標物，望向遠方**，就能夠更省力地推動目標物。這就是完全不推薦閉緊眼睛用力推目標物的原因，因為能量會於自己的內部壓縮，**此時雖然會覺得自己在出力**，但實際發揮的力量卻變弱了。

光是像這樣讓視線飄向遠方，周遭的空間就會變大。一旦養成這個習慣，請一邊想像背部周遭的空間變寬，一邊做動作，一邊發出聲音。

學會使用肢體的方法是非常重要的事情，但同時希望大家能知道讓注

**過於注意目標物…**

能量會內縮。

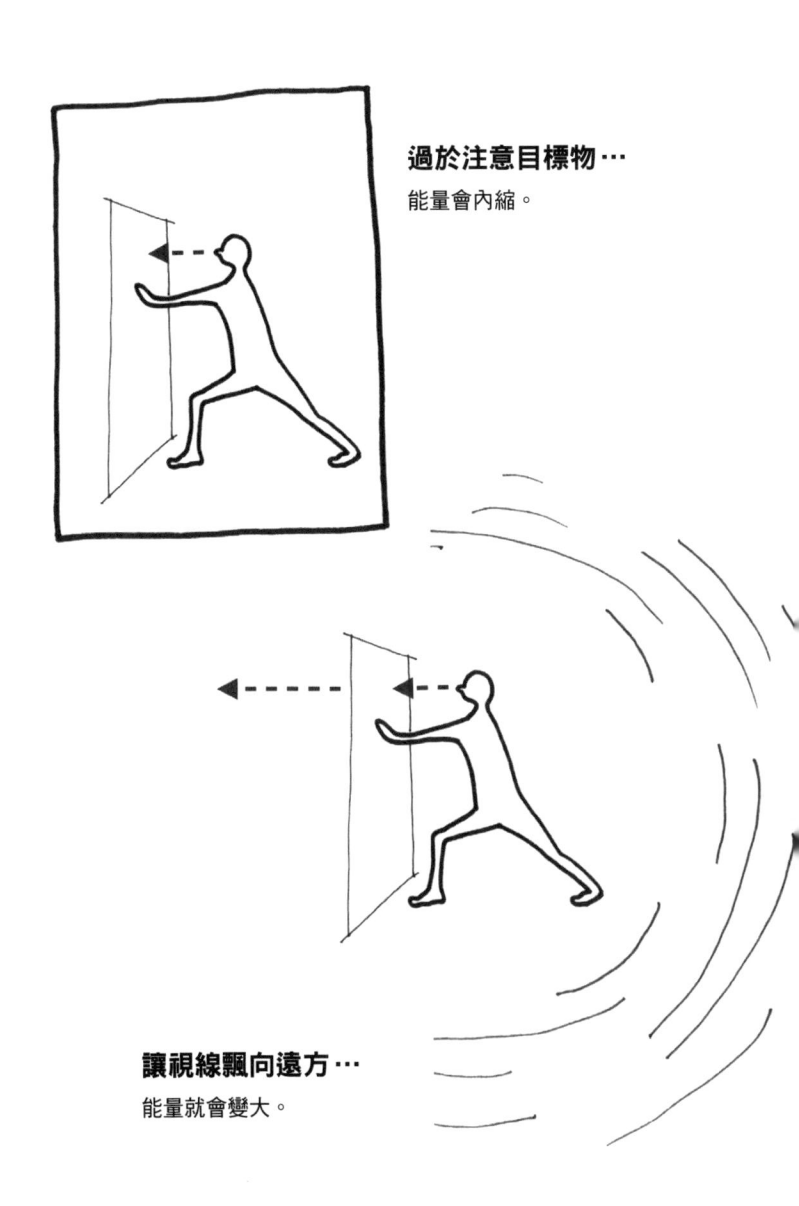

**讓視線飄向遠方…**

能量就會變大。

意力離開自己身體的重要性。

簡單來說，**學會使用肢體的方法就是為了讓注意力離開身體**。

## 變得習以為常

一旦變成能夠移動空間的身體，自然而然就能讓視線飄向遠方，以及注意背部的空間。那些有天份的人與天才就是這種狀態。這是理所當然的事情對吧？**但也因為太過理所當然，所以他們甚至覺得不需要特別向別人說明**。

不過，我一直覺得這點非常重要，而且**不是等到身體已經夠靈活了，才需要練習這件事情**。尤其從事表演的人，更應該告訴自己**「不學習移動空間，連第一步都沒辦法踏出去」**。無法好好發聲的我之所以從聲音開始訓練，也是基於這個道理。

大家別再讓注意力留在自己身上，試著讓周遭的空間盡可能拓寬，拓遠，讓這些空間成為自己身體的延伸吧。

# 第5章

# 自然體就是協調體

## 協調體

大家聽過自然體這個詞彙嗎？是不是覺得這是個似懂非懂的詞彙？**我們在說這個詞彙時，對這個詞彙有幾分了解呢？**

我沒有要假裝自己很了不起，只是當我聽到「保持自然體就好」時，總是會覺得**「所以該怎麼做？」**而已，因此我從來沒用過自然體這個詞彙。

如果這類詞彙能夠充份表達意思，那麼聽到這個詞彙的人，照著字面解釋這個詞彙也沒問題。這與能否正確解釋這個詞彙無關，說得更正確一點，就算能夠正確解釋這個詞彙，**所謂的正確解釋也只於腦海之中存在，只要身體無法依照該解釋運作，那麼拋棄這個詞彙比較好**，因為這代表了這不是正確的解釋。誤以為這就是正確的解釋，才是真正的問題所在。

「懂是懂，但是身體跟不上……」這是在活動肢體時，特別需要在意的狀態。什麼不懂，所以什麼都做不到。若不將注意力放在自己不懂的部分，**永遠都會處在「明明**

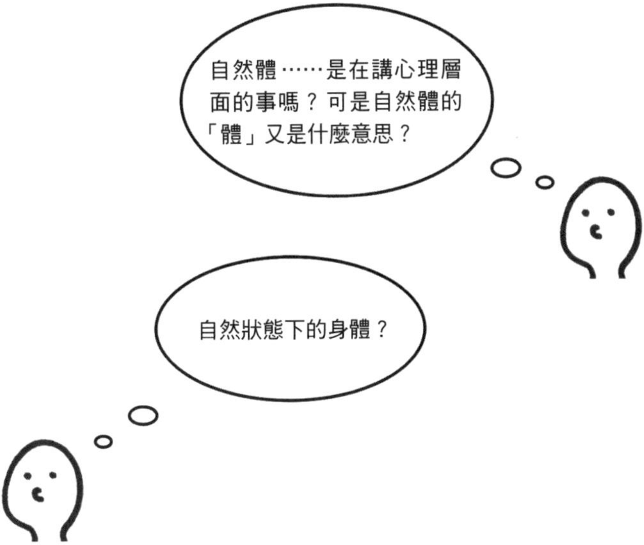
自然體……是在講心理層面的事嗎？可是自然體的「體」又是什麼意思？
自然狀態下的身體？

**懂，卻做不到」**的狀態。

尤其要特別注意自然體這類聽起來很美好的詞彙，或是聽起來**很神祕、很抽象，讓人誤以為自己已經聽懂了的詞彙**，建議大家**盡可能不要使用這類詞彙**。

不過，我們的身邊充斥著這類詞彙，所以若能讓大家明白我想講的事情，應該會對大家有些幫助才對。

「保持自然體！」聽到這句話，大部分的人都會以為是放鬆對吧？或者以為是保持平常心。**明明自然體**

**這個詞彙提到了「體」，卻讓人覺得是在說內心的狀態**。

但既然是自然「體」，那就先從身體的狀態說明吧。

自然體？所以是自然狀態的身體？我覺得這種誤解詞彙的問題，如果有更加一針見血的詞彙，就不會產生誤解了。

我覺得改成**「協調體」**可能比較好，但還是讓我們先了解什麼叫做自然體吧。

## 不是我的自然，而是普遍性的自然

這裡說的「自然」不是你的自然、我的自然或某人的自然，而是更**普遍性的自然**，我覺得有這樣的認知非常重要。「自然」這個詞彙沒辦法體現個別性嗎？

這是因為只要使用自然這個詞彙，就會讓人覺得是每個人都有的某種特質。

**在大多數的情況下，我們都處在不自然的狀態下**。所謂的「習慣」就是不自然的狀態，而那些讓人覺得不是習慣的行為，例如走路方式，每個人走路的方式也都不一樣對

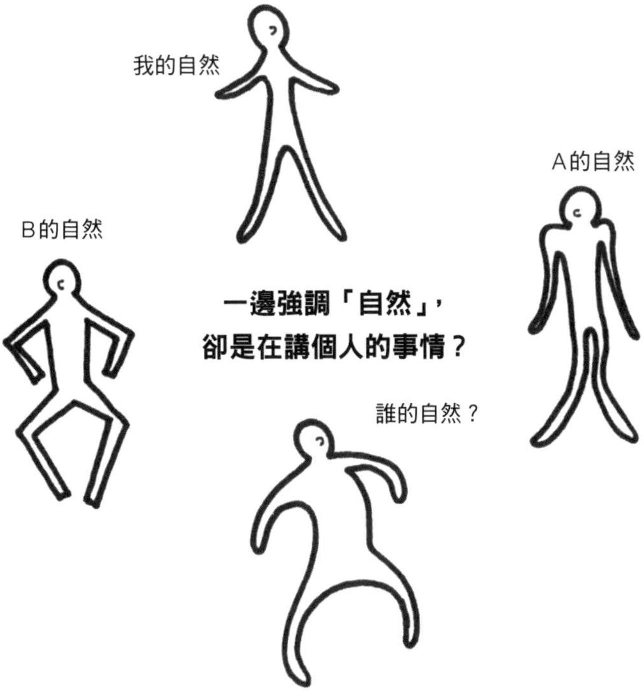
我的自然
A的自然
B的自然
一邊強調「自然」，
卻是在講個人的事情？
誰的自然？

吧？只要站在街上觀察，就會發現沒有人的走路方式是一樣的，每個人都有自己特殊的走路方式。

觀察一大群人一起跑步，也是很有趣的事情，甚至會看到「居然還能那樣跑？」的跑步方式。

話說回來，若是大自然的動物，動作基本上都一樣吧？例如所有貓咪的動作都差不多。可能有一些我們人類無法觀察的差異，但應該不像人類的動作那麼多元。

換言之，我覺得自然體就是**像那些在大自然生活的動物的身體**。簡單來說，就是**不會白白浪費力氣（肌力）**的意思。

要想避免自己浪費力氣（肌力），有件最重要的事情，也是在維持自然體的時候，最重要的關鍵字。

那就是……**「達到全身協調的動作」**。

身體的某個部位承受了沉重的負擔或是過度怠惰，都不屬於自然體的狀態。所謂的「維持自然體」就是**「能否讓全身維持協調」**的意思，換言之，憋力是不自然的狀態。

## 自然體不是自然，是技術

具體來說，自然體是什麼呢？讓我們以動物為例吧。那是靜如處子，動如脫兔的姿勢，是隨時都能因應各種狀態的姿勢。有時候會看到動物靜止不斷，卻突然急速奔跑，然後又突然轉換方向，若是在憋力的狀態下，恐怕很難做出這種動作對吧？我覺得這就是維持自然體的完美狀態。

應該沒有人否認動物是自然體吧？雖然我們人類沒辦法達到相同的境界，卻肯定是我們追求的狀態。

這種對動物來說，這是再自然不過的自然體。大家看過貓咪練習這項技術嗎？就算是模仿母貓的動作學會的，這種自然體幾乎算是本能的一種。

除了貓咪之外，動物（不包含人類）都具有屬於自己的自然動作，**只有人類會把不自然的動作當自己理所當然的動作**，這無非是因為人類的生活環境本身就不自然。

若從大自然的角度來看，人類覺得舒服的環境恐怕是非常不自然吧？事到如今，我們當然不可能拋棄現在的環境，模仿動物的生活，說得更正確一點，人體非常脆弱，所以才會讓大腦與雙手不斷進化，讓自己得以活下去。我們必須在現在的環境之下，**以學習技術的方式，學習動物的自然體**。

動物很自然

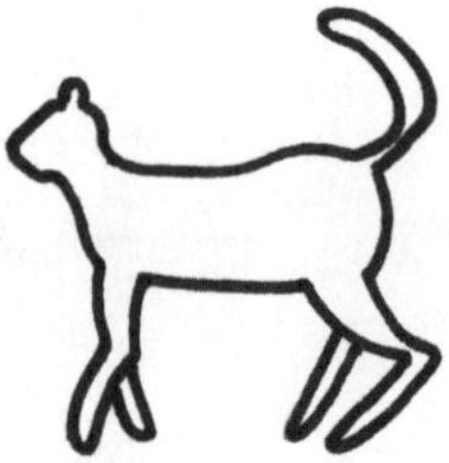

人類很不自然

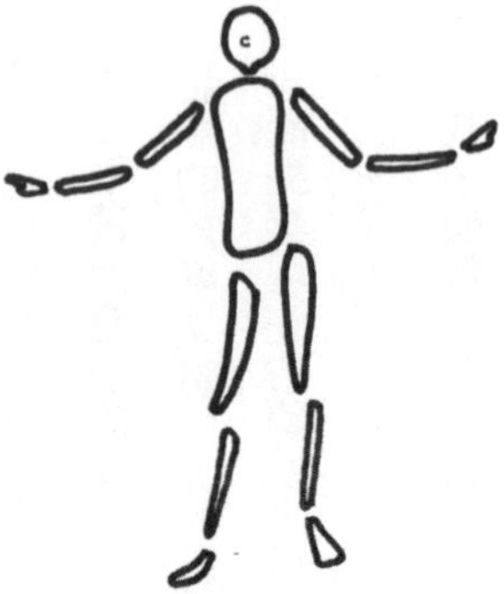


需要擁有全身動作協調的「協調體」。

儘管人類擁有了與其他動物截然不同的大腦，但身體的結構基本上還是動物。一旦忘記這點，**以為能夠透過大腦控制自己，就會遭到身體報復**。

所以，要順應不自然的環境，同時學會「自然體」可說是最困難的事情吧？正因為如此，所以我才認為與其學習自然體，更該學習**「協調體」**，這個詞彙的語境更符合我們的需求，換言之，我們必須將**自然體當成一門「技術」學習**。

## 身體不是借來的東西，「我」才是借來的東西

讀到這裡，後有不少人會覺得「不對吧，自然體的重點不是身體，是內心的狀態才對」，我也這麼覺得，那為什麼剛剛會聊到身體的事情呢？簡單來說，那就是**心即體**，**體即心**這個道理。

我認為，沒有身體就沒有內心。

有人說「身體是借來的，不是自己的」，這屬於「真正的自己是不可見的，意識、精神或是靈魂才是真正的自己」這種想法。

那麼，為什麼我們要害怕身體受傷呢？有必要覺得受傷很丟臉嗎？

難道不能換個角度，**想成身體為了一直活用自己（身體自己），才產生了「我」這個意識**，讓我們保護這個意識。換言之，**「我」才是借來的東西**。

這個「我」覺得記住曾經發生的事情，之後會比較方便（效率比較好，能夠守護身體），所以從過去延續到現在，而且一直維持相同的設定。

**身體是借來的東西？**　　**「我」是借來的東西！**

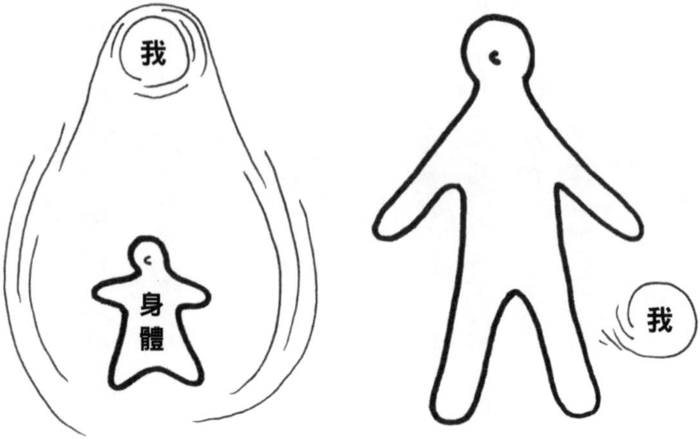

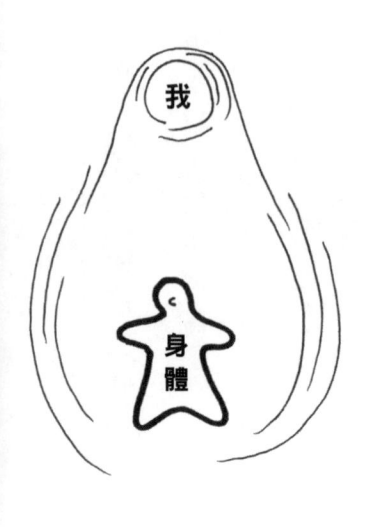


此外，就生物學而言，人類的身體非常脆弱，而為了讓如此脆弱的人體能夠存活，人類必須擁有高效率的溝通方式，讓彼此能夠更加團結與合作，所以語言也因運而生。

語言要成立，需要具備某種抽象的概念，而「心」或是**「我」正是抽象的概念之一**。我們往往將這種動物缺乏的「我」或是「心」的抽象概念視為高於身體的上層概念。

或許我們可以想成「我」與「心」原本都是源自身體的概念，卻在不知不

**覺之中與身體分離，與動物無異的身體反而變成下層概念。**

## 心是身體的狀態

如果機械一邊說「好寂寞」，一邊「嘎噠嘎噠」地振動，應該會讓人有點驚訝對吧？如果這時候問它「還好嗎？」結果它一邊「嘎啦嘎啦」地振動，一邊回答「我還好」，恐怕更是讓人覺得可怕。「該不會這台機械有內心吧？」雖然不至於到這程度，但是「好寂寞」這句話有時會讓人覺得**機械也有內心**。

雖然我們看不見內心，但是可以把身體視為內心的表徵。如果沒有身體，聲音就不存在，而說話的方式、音色、音質也表達了內心。身體是內心的表徵，而我們只能透過身體了解內心。

「敬禮不夠誠心！」我們之所以會這麼說，應該是因為**每個人都知道內心與身體是連動的**對吧？要讓心情冷靜下來，為什麼要深呼吸？為什麼在害怕的時候，身體會縮

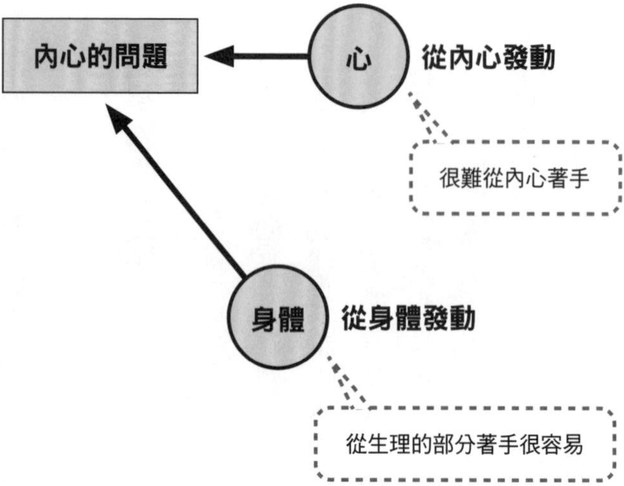

內心的問題
心
從內心發動
很難從內心著手
身體
從身體發動
從生理的部分著手很容易


成一團？為什麼覺得丟臉的時候，身體會發熱？其實就是這麼一回事。

就算把自然體當成內心的問題，而不是身體的問題，最終還是會回到討論身體的狀態，如果真是如此，那麼**與身體狀況無關的內心變化，似乎就沒有任何意義**。

正因為如此，我們才會在需要恢復冷靜的時候深呼吸。**明明是要調整內心的狀態，卻沒辦法直接從內心著手**，從身體著手反而比較容易（反之，有些人覺得身體的問題是內心的問題，只要內心改變，身體的問題就會消失）。

話說回來，會要求別人「維持自然體」的人，通常是希望對方「不管發生什麼事情，都不算是什麼特別的場面，也都要保持平常心」。

畢竟特別的場面不同於平常，那平時的反應是刻意為之嗎？如果平時的反應是潛意識的，遇到不同場面時，反應自然也會隨之改變吧？

我認為，面對特殊場面不必要求自己維持平常反應，我們應該**練習能在陌生情境中做出最佳行動的「協調體」**，就像是動物的自然體一樣，當作訓練一門技術般學會「協調體」。

## 生理的協調體是設計精密的類比時鐘

**要打造協調體，就要盡可能將所有零件拆開來**，然後再**重新組裝，讓所有零件能夠互相協作。**

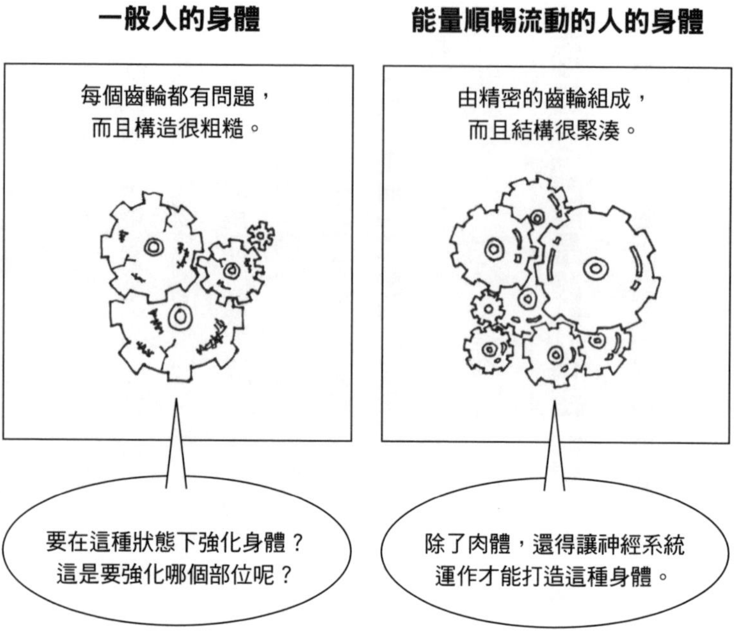
一般人的身體
每個齒輪都有問題，
而且構造很粗糙。
要在這種狀態下強化身體？
這是要強化哪個部位呢？
能量順暢流動的人的身體
由精密的齒輪組成，
而且結構很緊湊。
除了肉體，還得讓神經系統
運作才能打造這種身體。

請大家試著想像設計精巧的類比時鐘（具有齒輪這類機械構造的時鐘）。相較於設計粗糙的時鐘，設計精良的時鐘擁有更多零件對吧？是透過一大堆零件驅動時針，而且每個零件都能精巧準確地運作，我希望大家能夠打造成這樣的身體。

因此，我想以類比時鐘為例，說明**重視能量流動的身體該如何打造**。在JIDAI方法之中，重視能量流動是非常重要的環節。如果沒辦法理解這點，就算依照我的建議去做，**恐怕也只能得到與過去相同的意義**。

剛剛提到了類比時鐘這個比喻，但僅止於想像，我也不了解時鐘的正確構造，重點也不在時鐘。

那麼，時鐘的內部有很多大小不一的齒輪，而當這些齒輪彼此牽動之後，呈現的具體成果就是「時針在動」對吧？相信大家不難想像，**精巧的時鐘會有比較多的齒輪，而粗劣的時鐘只有幾個齒輪**。

最理想的狀態就是每個齒輪都很精密，能夠緊緊地咬合，從發條或是馬達這類大零件，直到最後的針為止，都能流暢地運動，順利傳遞能量。

我們人類的手腳末端就像是時鐘的時針，而發條或是馬達，就相當於身體裡的核心部位。

如果齒輪生鏽會怎麼樣？時針當然就沒辦法正常轉動對吧？可是在正常轉動時，

也不會讓人特別在意。就算偶爾快一點、慢一點，只要時針能回到正確就沒有問題，而大部分人的身體都是這種狀態。

如果放任生鏽不管，生鏽的部位就會越來越多對吧？但只要表面還能正常運作，就不會太在意看不見的內部。

因此，如果**要在內部生鏽的情況下，讓表面的動作變得更好**，可能得提升馬力，或是替部分的齒輪除鏽或加強強度，但就算這麼做，**還是會破壞整體的平衡，反而造成故障**，相信這點應該不難想像才對。

這就是肢體訓練的效果。也就是以為現在的身體沒問題，逕自強化體質的感覺。

## 將能量看成水流

一個個齒輪的咬合，最重視的是整體的平衡。能量是否在途中逸散？**在中途多放一個馬達是荒唐的想法**。在過去還不那麼重視核心的時候，我們通常將注意力放在提升手臂或雙腳的肌力，但這與中途多放一個馬達是同樣的理論。

**現代的核心訓練其實也只是提升馬達的馬力而已，通常不太重視強化齒輪的強度或咬合的精密度**。

這些訓練都沒將能量視為流水，都在停止時間的狀態下，觀察局部的能量而已。

所以要打造協調體就得時時注意整體的能量流動，這聽起來像是理所當然的事情，但前提是要增加齒輪，要從**只有幾個齒輪的狀態增加齒輪，然後為了讓這些齒輪更加精密，透過各種運動自行調整姿勢**。

之後才是**為了提升齒輪的連動性，試著練習螺旋運動**，如果是手臂的螺旋運動，則針對手腕的部分訓練，之後再**漸漸地升級至全身的螺旋運動**盡可能不要將腳尖到指尖視為不同的部位，而是要覺得這是從頭連到腳底的一個完整的個體。

## 大齒輪與小齒輪，以及兩者的中間

話說回來，由於所有齒輪都緊緊咬合，所以大齒輪轉動時，小齒輪當然跟著轉動，反之，小齒輪轉動時，大齒輪也會轉動對吧？

常有人強調**「從核心開始動」**，若從時鐘的比喻來看，就是從大齒輪開始動。反觀古武術的世界卻建議**「從小齒輪開始動」**。完全相反對吧？那哪邊才是正確答案呢？

我認為兩邊都是正確答案，但**重點在於末梢與核心緊緊相連**。就算從核心開始運動，只要能量無法正確地傳遞至末梢，就沒有任何意義，就算從末梢開始運動，無法引導核心動起來，也一樣沒有任何意義。

因此，我於前著建議的解決方案就是將**注意力放在手肘與膝蓋**。請大家把這件事想

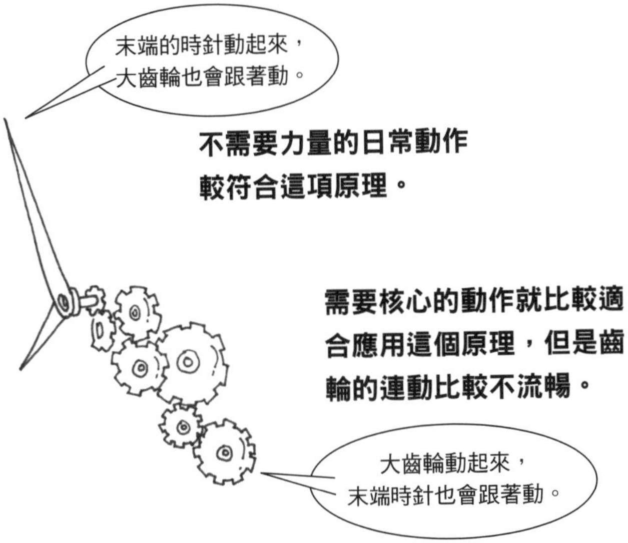
末端的時針動起來，
大齒輪也會跟著動。
不需要力量的日常動作
較符合這項原理。
需要核心的動作就比較適
合應用這個原理，但是齒
輪的連動比較不流暢。
大齒輪動起來，
末端時針也會跟著動。

像成**讓時鐘的齒輪的中間部分動起來**，這麼一來，應該就能輕鬆地將能量傳遞至大齒輪或是小齒輪。嚴格來說，這樣的比喻不完全恰當，但應該比較容易了解才對。

不論如何，要想擁有協調體，就得問問自己是否**能在「大齒輪即末端，末端即大齒輪」的狀態下運動**。如果將注意力放在每個小齒輪，就等於見樹不見林。

就算整體看似流暢，如果流動的力量不足，或是只能在動力不足的情況下運作，代表精密度不足，無法在緊急時刻派上用場。此時要透過鍛練，讓自己能夠**擁有更強大的動力，以及能在強動大動力之下運用肢體**。

## 結合內心的協調體

到目前為止，介紹的都是只與「身體」有關的協調體，但其實協調體也是身體與內心之間的關係。**先斷開身心的連接**，然後，**再讓身心連結起來**。關於這點，我想先從可觀測內心狀態的聲音開始介紹。

前面在介紹空間時，曾經提過與聲音有關的內容，而目前是以每個月一次左右的頻率舉

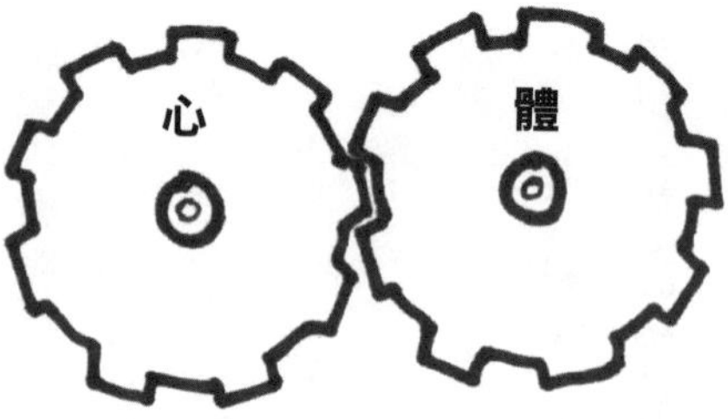


身心就像這個齒輪，先分開來思考，
就能創造更加精準的連動性。

辦「讓身體發出聲（音）」的工作坊，某次有位學員問我：

「發聲時，可以帶著情緒嗎？」

這位學員在發聲時，似乎不帶著情緒就無法順利發聲。我也順著這個問題，提到了下面的內容（本書稍微補充了一點內容）。

## 與情緒斷開的聲音與動作的必要性

不管是聲音還是肢體表現，如果必須帶著情緒才能發出需要的聲音或是做出必要的肢體表現，那麼**就算得帶著情緒**，**還是要試著發出聲音與做出動作**。一開始要先以能夠發出聲音，做出動作為優先，**之後再慢慢地試著讓情緒與聲音或動作斷開**。

不管是聲音還是動作，若無法與情緒斷開，應用層面就會變得狹隘。如果在需要發出某種聲音或是做出某種動作時，一定要透過某種情緒的引導，那麼在不需要那種情緒的時候，或是在不同的情況或是心情之下，就無法發出需要的聲音與做出適當的動作。

因此，才必須讓情緒與聲音或動作斷開。

之後，則要試著讓聲音、動作結合情緒。**此時與情緒結合的聲音或動作，乍看之下與一開始需要藉著情緒誘導的聲音、動作相同，但其實完全不同**才對。

與聲音、動作一起表現的情緒會**像水一樣，「咻」地滲透到受眾的內心深處**。如果**是與聲音或動作緊緊結合的情緒，我們是無法融入那種情緒的**，與其說是當事人沒有餘力接受別人，不如說是**情緒與聲音、動作之間沒有半點可供別人闖入的空間**，有時候我們會被這類渲染的情緒而感動，但這又是另外一回事了。

讓情緒與聲音、動作斷開，又再次結合之後，受眾就會**融入表演者呈現的表演，而不是與表演者產生共鳴**，因為這時候的表演已不再是「**『由』**當事人演繹」而是「**『透過』**當事人」傳遞。

不過，有件事要特別注意，那就是試著讓情緒與聲音或動作斷開後，如果變得只能發出毫無生氣的聲音或是動作，之後很有可能無法讓情緒與聲音、動作再次結合。許多舞者身上都有這個問題，只是身體變得很靈活，而且就算加入了情緒，**動作與情緒也不一致，甚至沒發現這種不一致的情況**，唱歌與樂器演奏也有相同的現象。

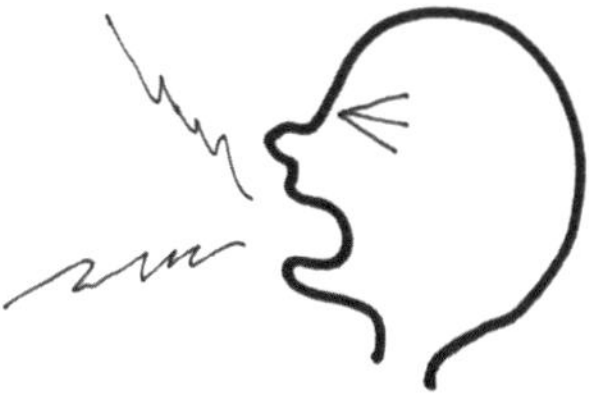

**恣意地發聲**

↓

能讓人了解情緒

**拋開情緒，靠著技術發聲**

↓

讓人覺得很厲害，很佩服

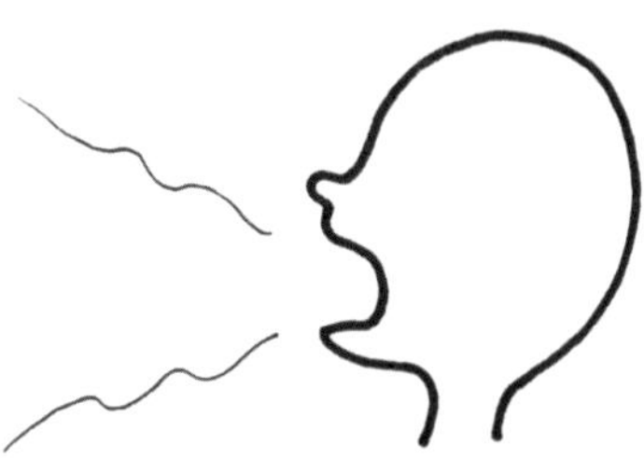

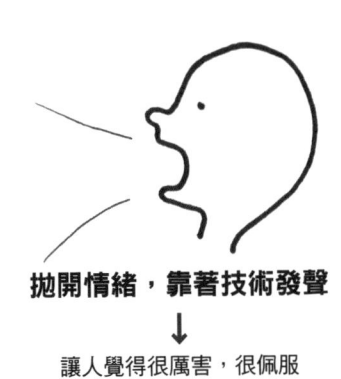

**透過技術＋情緒發聲**

↓

受眾的身體會自然而然產生共鳴

## 受情緒宰制的身體

鋪陳的部分似乎太長了，但我真正想說的是，縱使是身體的各部位之間的關係，縱使一如前述，是聲音與情緒之間的關係，抑或肢體動作與內心之間的關係，都需要先拆解這些關係的**組成元素，分別提升這些元素的獨立程度，再整合這些元素**。

話說回來，在「整合」之後，各元素的獨立程度必須夠高，而本書於前言提過，**一般人的身體結構之所以「零散」，是因為身體各位的獨立程度不高，因此難以整合**。

要提升每個零件的獨立程度，**最迅速確實的方法就是放鬆**。

所謂「獨立程度不高」指的是肌肉、肌腱、筋膜這類組織過度緊繃，導致附近的零件被拉得緊緊的，無法自由活動的狀態。這很像**小孩子因為太害怕，縮在母親懷裡，不敢放手的感覺**對吧？一旦變成這樣，媽媽就無法自由活動對吧？小孩子自己也動不了，因此需要的是放鬆，也就是小孩稍微鬆開手的感覺。

同理可證，這也是內在、情緒這類抽象之物與身體之間的關係。許多人在發表會這

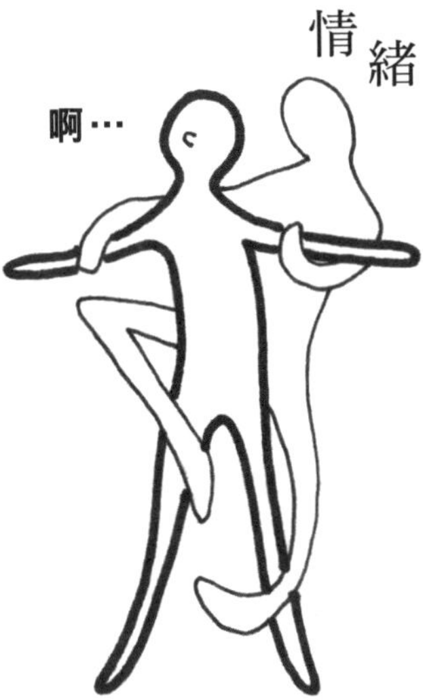


類大場面會緊張得身體動彈不得或是直發抖，這就是**內心或情緒與身體過度連結的結果**。情緒容易如脫韁野馬，易放難收的人，也有相同的情況，這都是**身體受到內在與情緒宰制的現象**。

當所有元素都混在一起，就會變得茫然失措，會因為**自己的身體、情緒或是別人說的話而感到無所適從**。

不然就是**告訴自己「我一定不會被別人耍得團團轉」然後忽略自己身體的變化，扼殺自己的情緒，**

**聽不進別人的建議**。

我覺得這兩種情況是一樣的。或許有些人會覺得，當事人本來就是如此，但這絕對不是真正的個性，只是因為當事人看不清自己而已。

那麼，大家是不是會覺得**在這種狀態下的人究竟是為了什麼才想要擁有自然體呢？**

接下來或許有點忠言逆耳，我自己當然也有可能遇到上述的問題，但正因為還沒辦法做得到，所以我才不會草率地使用自然體這種聽起來很厲害的詞彙，也不斷地試著讓自己擁有真正的自然體。

在我百般嘗試之後，我得到的答案就是先將所有元素拆開來，之後再重新整合。

## 屬於大腦的自己、屬於身體的自己

整合的關鍵在於「思考」。我覺得「思考」本來就與身體各自獨立，看看人工智慧，大家應該就知道我在說什麼。

不過，我開發的課程「Emotional Bodywork」會在需要呈現情緒的時候，透過身體產生情緒，而一般的做法則是從內心產生情緒。相關的細節請參考前著，或是於日本感情心理學會刊載的論文**《從Art MIME了解情緒的身體性—其特殊性與普遍性—》**（アートマイムから見た感情の身体性—その特殊性と普遍性—，暫譯。https://www.jstage.jst.go.jp/article/ems/4/1/4_ES4-0002-1/_pdf）。

在這個課程之中，每個人都能體驗到**屬於「思考」的「大腦的自己」以及屬於「情緒」的「身體的自己」**，能夠清楚地感受兩個不同的自己。

順帶一提，大腦與身體分離的情感表現，**比一般的情緒表現更加真實，更能感動受眾**，演出者也會有相同的感受。

情緒與身體本來就密不可分，情緒的變化會等於身體的變化，**不會造成身體變化的情緒不是情緒，只是思考。如果無法透過演技呈現情緒，只是因為不懂得區分思考與情緒的不同。**

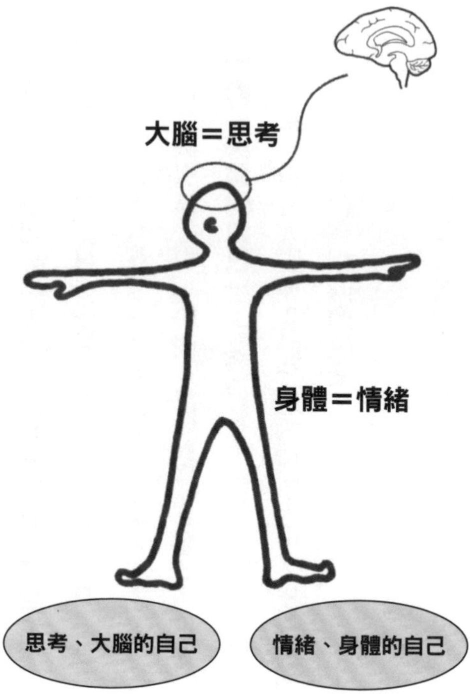
大腦＝思考
身體＝情緒
思考、大腦的自己
情緒、身體的自己

承上所述，我們已經知道無法讓情緒擺脫身體對吧，但如果不想受到情緒操控，此時就輪到「思考」登場了。

就算無法讓情緒與身體斷開，但情緒也不是身體的所有零件，因為身體也有很多零碎的小零件。因此我們可以利用那些可透過思考操控的零件，減弱情緒造成的影響。

其中之一就是深呼吸，

或是搖晃身體。要做的事情是提升這類零件的精確度。如果**能操控的身體零件越多，就意味著越能減少情緒的影響**。

所謂的自然體不是與意志無關的狀態，卻也不是靠著意志力就能促成的狀態，而是能將**自己分成「大腦的自己」與「身體的自己」**，分清楚「思考」與「情緒」的不同，**藉此提升身體每個零件的獨立程度**。

若能在平日注意這點，就能提升自然體，也就是協調體的品質，也能在遇到緊急情況的時候能維持協調體。

## 從身體超越「自己」

最後容我做個總結吧。拆解與整合是擁有自然體的關鍵。**身體的拆解與整合，以及身心的拆解與整合**，都能提升協調性與全身的運動性，也就能提升自然體的質量。

當自然體的質量越來越高，**「自己」的存在感就會越來越淡**，這就像前面所說的，融入了普遍性的世界。

不過，**有些人總是將所有的注意力放在「自己」身上**。這種矛盾源自「如何看待身體消失的感覺呢？」但是**當能量順暢地流遍全身之後，肉體的感覺就會變淡**，也不會再有憋力的感覺。

有些人會在此時覺得**自己的意識消失**，平日習慣憋力的人則會將注意力放在有些困惑，有些驚慌失措的自己。儘管上述這兩類人進入了相同的狀態，但是認知卻完全背道而馳。

不過，**未曾進入這種狀態，是無法了解這種狀態的**，因此，讀到這裡大家也應該已經明白，若是在進入這種狀態之前，企圖透過理智理解這個狀態是危險的。

從協調度變高，「自己」的存在感變薄弱這點可以得知，**對「自己」的執著是一種憋力或是怠惰（無法使出該使出的力量）的狀態**，對於「自己」太過執著，是一種不自

**身體的協調度變高**

↓

**「自己」的存在感變淡**

||

**自然體**

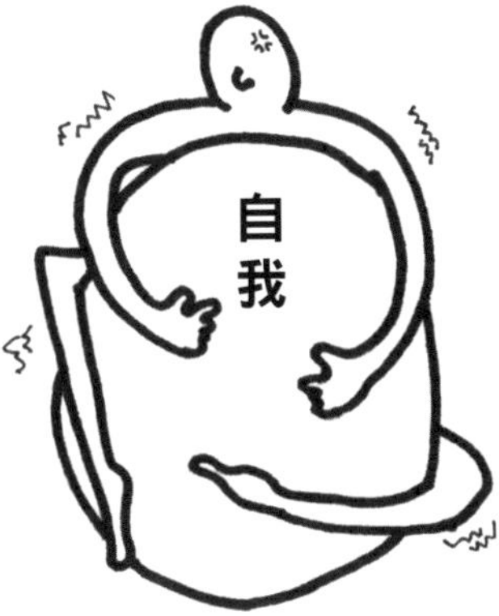


對「自我」的執著
是一種憋力的狀態。

然的狀態。

自然體的「自然」不是你的自然，我的自然，某個人的自然，而是大自然、宇宙這類**超越「自我」的自然**。越能接近這個境界，就越能接近真正的自然體。

這裡說的宇宙或是超越，與宗教或精神論無關，而是實際存在的世界，所以**可從面對自己的身體開始**，我也還在學習這點，但這的確是通往自然體的道路。

# 終章

# 生活方式會於訓練之中展現

## 從語言升華至身體感覺的橋樑

接下來要根據本書前面的內容，稍微解釋一下各個主題，希望大家不要止步於讀完本書，而是要記住這些內容，然後**予以實踐**。我覺得最後還會有一些餘韻盪漾之處。或者大家可在讀完本章之後，再回頭閱讀各章，或許會對各章的內容更有感覺。

我覺得本書的內容很少被提及，有些人或許會覺得，這些事情都**太過理所當然**，不需要特別書寫，有些人可能會很驚訝，覺得**「竟然還有這種想法!?」**，或許有些人**雖然有些感覺**，卻覺得這些事情沒有重要到需要透過語言表達。

不論如何，在訓練的時候是否能有意識或無意識地注意到本書的內容，**將導致訓練的結果完全不同**。

我不是運動神經很好的人，也不是肢體很靈活的人，所以我都是一邊摸索，一邊學習，**思考師傅真正想說的意思是什麼？我又該做到什麼地步才是正確的**，所以**為了幫

**助那些跟我一樣的人**，我才寫了本書。

但願本書能成為**從語言升華至身體感覺的橋樑**。

## 不是「方法論」的意義

其實前著也提過這個主題，不過之所以撰寫本書，是希望**更多人能夠進入原本只有少部分天才才能達到的境界**，我希望能夠有更多人對自己抱持希望。

所以，本書不是一本方法論的書。乍看之下，一步一步帶著做的內容很容易理解，但那都是枝微末節的事情，所以無法繼續延伸，換言之，**學會再多方法，這些方法也不會成為自己身體的一部分**，而且只會學到別人的方法，變得不知所以而已。

**要想用自己的雙腳前進**，就需要掌握樹幹與樹根，但是一提到樹幹與樹根，會讓人覺得太過抽象，不知道該從何了解。

因此，本書**盡可能透過具體的訓練介紹了培育樹幹與樹根的方法**。就這層意義而

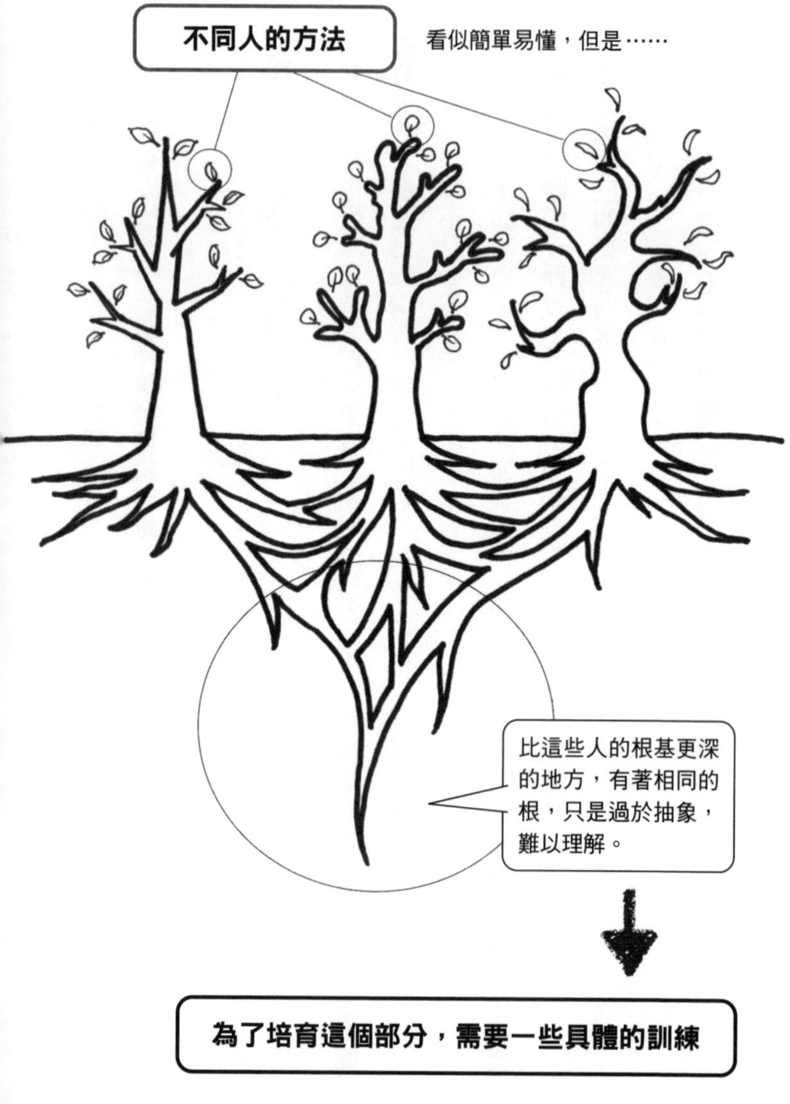
不同人的方法
看似簡單易懂，但是……
比這些人的根基更深的地方，有著相同的根，只是過於抽象，難以理解。
為了培育這個部分，需要一些具體的訓練

言，本書介紹的不是特定領域的內容，而是體育、武術、舞蹈、舞台劇這類與肢體表現息息相關的領域都能借鑑的方法。

對於**歷經多次嘗試與挫敗的人而言，本書的內容尤其受用**。或許會有一些難以理解的部分，但這都是**為了站上新的地平線所需的內容**。

或許接下來的形容有些奇怪，**但是當你能夠做到本書所說的內容，才會真的了解本書的內容**。

如果你是本書目標族群之外的天才，或許本書的內容對你而言一點用處也沒有，一切早就如本書所說地發生，也有可能與你的感受不同，或是在讀了本書的內容，認知反而變得混亂。

## 變得能夠喝水

與前著一樣的是，有些內容容易理解，有些內容不容易理解，或是所有內容都半知半解。

接下來的比喻或許有些奇怪，不過，就像是「就算能把馬牽到水邊，也沒辦法讓馬喝水」，**喝水終究是屬於當事人的行為，逼當事人喝水是沒有意義的。**

雖然有點偏離主題，會想喝水其實是因為一直

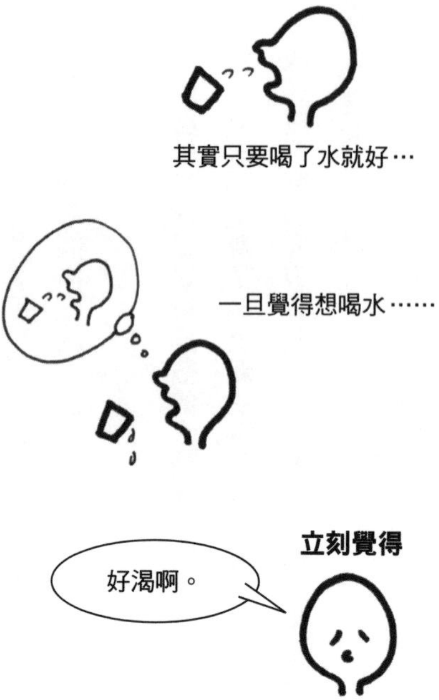
其實只要喝了水就好⋯
一旦覺得想喝水⋯⋯
立刻覺得
好渴啊。

沒有補充水份，一下子又會口渴，所以才又會需要有人牽到水邊，然後又想喝水，形成一個永遠不會結束的循環。

因此，其實是真的需要喝水的，但一開始喝一點水就好。

承上所述，不管要介紹任何內容，我都只會思考是否容易接受，而且每個人接受的方式都不同，也沒有所有人都能接受的方式，所以**我總是希望讓那些歷經多次嘗試與失敗的人，更能夠接受我介紹的內容**。

## 注視著什麼呢？

那麼，就先從第一章開始吧。要邊看邊偷學嗎？還是不要邊看邊偷學？該怎麼做，才能邊看邊偷學呢？

比方說，合氣道是古武術那類看似沒有特徵的動作，應該很難邊看邊偷學對吧？

至於足球或是籃球的假動作則應該是能夠模仿的動作，不過，**越是能夠模仿，就越不能掉以輕心**。

**一旦沒有模仿到本質的部分**，只會對身體造成多餘的負擔，再怎麼努力都只會覺得「好像哪裡怪怪的」。

每個人的身體都有一些不同，所以不可能完全複製別人的動作，就這層意思而言，如果能量的流動方式無法與模仿對象一樣，覺得「哪裡怪怪的」也無所謂，說得更正確一點，硬要消弭這種差異是不合理的，而且也無法真的抹平這種差異。

**模仿高手固然重要，與此同時，不執著於模仿也很重要**。

此時的關鍵在於，當我們將注意力放在做動作的時候，能量的流動是否順暢。這與努不努力完全是兩碼子事情。也就是**「明明結果相同，為什麼有些人不用努力就能達成」**的意思。

所以當自己的能量能夠順暢地流動，卻還是覺得「哪裡怪怪的」時，乍看之下，好像很努力地模仿，但其實此時的「哪裡怪怪的」，只是因為**本質不同**。要看穿這種差異是非常困難的。

值得參考的指標之一就是**「美」**。能量越是能夠流暢地流動，越是具有美感的動作。這與動物的動作充滿美感相同，而且能否培養這種眼光，取決於是否實踐了第一章的內容有關。

如果沒有養成這種眼光，就會**挑錯模仿對象**。若問這是什麼意思，答案就是違反自己的能量流通路徑，崇拜不該崇拜的人。不管是誰，總是會將注意力放在與自己相似的人、比自己高明的人，或自己努力的人，因為這會讓自己覺得，自己也有機會達到相同的境界。

如此一來，就會形成**惡性循環**，不斷地勉強自己模仿那些正在勉強自己的人，尤其習慣透過努力、對自己施壓，讓人覺得活力十足的人或是身體強壯的人特別會這樣。努力當然是好事，但是在**知道不用努力也能締造相同的結果之後再努力就好**。重訓也是同樣的道理。

## 做習慣的動作只有大腦會覺得輕鬆

接著是第2章的部分，「把跑步當成暖身好嗎？把已經會做的事情當成不會做的事情對嗎？」這類主題。

儘管能量的流動已經不順暢，還硬是重覆做那些不熟練的動作，或是明明做不到，卻自以為是地改善動作，導致能量越來越無法順利流動。

第2章的重點在於**先體驗能量流動順暢下的動作**。可以的話，希望能在速度與力量都維持在高檔的情況下體驗。

姑且不論有才能或是天才的那些人，要透過後天的努力做到這點，就得秉持著「膽大心細」的心態，讓每個動作既誇張又細膩。必須讓**失控的能量回到正軌**，也就是讓**神經得以重組**。

**能量流動順暢的動作讓人覺得很舒服**。不過，這不代表動作很輕鬆，有可能動作需要很強的肌力才能完成，但是能量的流動很順暢，這與把自己逼到絕境，折磨自己的痛苦有著**本質上的不同**。

若從解剖學的角度來看，這些動作可說是正確的動作，不過，這**不代表順著解剖學動作就對了**，因為我們不是機器人啊。

在能量流動順暢的情況下做動作，就是在身體完全整合的情況下做動作，一旦想要順著解剖學正確地動作，注意力就很容易落在某個特定部位。如果本來就是要鍛練該部位，這樣的方式當然很有效，但是**針對局部鍛練無益於整合全身**。

在還不懂全身合而為一的時候，可試著像是練習「史努比的手」的時候，**體驗「全身莫名合而為一」的經驗**，再從這種狀態升級成合而為一是常態的身體，讓自己相信「只有這種狀態才算是理想的狀態，再反覆回味這種感覺」。

之所以說成「讓自己相信這種狀態才是理想的狀態」是有理由的。大部分的人在做

對身體不好，卻是熟悉的動作
＝大腦覺得很輕鬆
↓
**心情很好的感覺**

對身體不錯，卻是不熟悉的動作
＝大腦覺得很疲勞
↓
**不會覺得心情很好，**
**會覺得很辛苦**

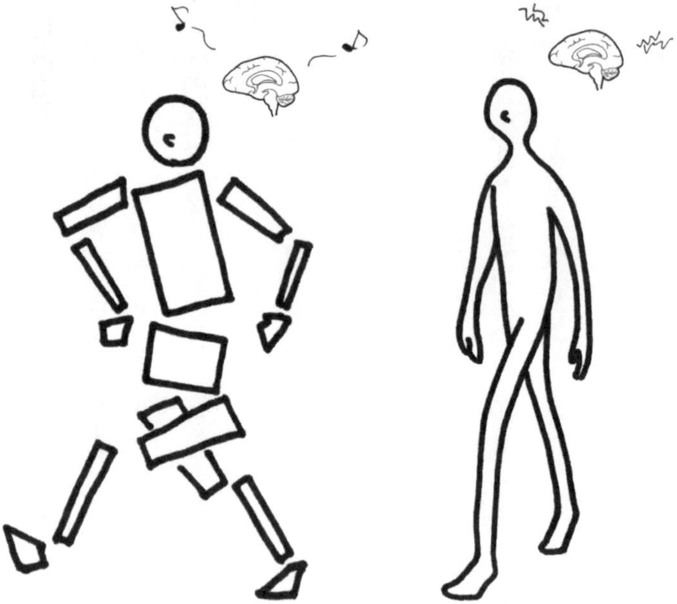

熟悉的動作時會覺得很舒服，而且**就算不熟悉的動作是理想的動作，也會覺得很痛苦**。

其實這純粹是**大腦覺得輕鬆或痛苦所導致的**。我們很害怕身體或是其他事物改變，所以只要是熟悉的動作，哪怕會造成肉體負擔，大腦也會覺得很輕鬆，要矯正這種動作反而會覺得很有負擔，這就是**重視眼前的輕鬆，更勝於未來的輕鬆**。

所以才需要「讓自己相信」全身合而為一的狀態是理想的狀態。能幫助你完成這件事的是**好奇心、率真、走投無路的狀態、覺悟以及可信賴的指導者**。

## 筆試高分，術科零分？

此外，就算體驗過理想的狀態，如果只停留在體驗過的階段，那麼只滿足了求知慾。如果只停留在「那個啊，我知道啊」的程度，無異於**筆試高分，術科零分的情況**。

如果能將這種狀態當成某種知識或體驗，其實也不算太差，但有些人會**誤以為自己連術科的部分都得到高分**。

如果只體驗了一次理想的狀態，就會變成「體驗收藏家」，只滿足了求知。

畫中的麻糬

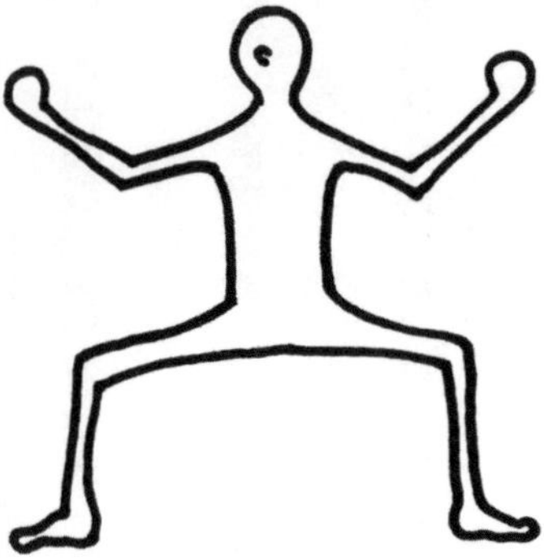

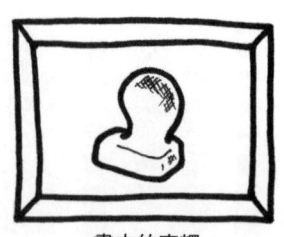

不管畫在紙上的麻糬餅多麼逼真，也沒有辦法餵飽自己或別人的肚子。我們該做的不是沉迷於畫的精美，而是要懂得對自己的身體與動作謙虛。

## 動作不靈活是因為腦筋太僵硬？

接著是第3章的內容。通常我們提到靈活的身體時，到底是把**自己的身體當成物體，將重點放在關節的活動範圍**，還是**將自己的身體當成有機物，將重點放在動作的質感上呢？**

不過，最重要的是後者，也就是「動作的靈活度」。

**受傷反而是機會！**

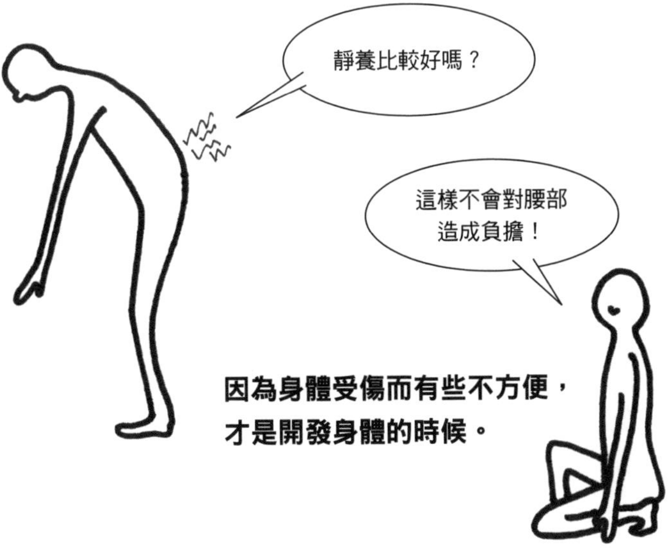
靜養比較好嗎？
這樣不會對腰部造成負擔！

**因為身體受傷而有些不方便，才是開發身體的時候。**

如果因為受傷，導致身體的某個部位變得不太靈活，對於動作僵硬的人來說，會覺得非常不方便，**整個身體的動作也變得更加僵硬，進而對其他部位造成負擔**，甚至讓這些部位也更容易再受傷。

反觀那些平常動作就很靈活的人，**除了受傷的部位之外，其他部位還是很靈活**，仍然可以做出沒什麼負擔的動作。

承上所述，對於**動作僵硬的人來說，因為受傷而有些部位沒辦法活動時，反而是讓動作變得靈活的大好機會**。正因為沒辦法活動，才更有機會察覺哪些部位沒有正常運作，也才更有機會讓那些部位與其他部位一起活動。

接著是**增加關節的內容**，這是與思考邏輯有關的內容。

儘管在本書的內容中，強烈推薦大家增加關鍵的思維，但真的要執行時，想法反而會變得混亂，或許大家會覺得這種說法很矛盾吧？所以我建議大家先盡可能透過想像的方式增加關節，然後利用想像驅動這些增加的關節。

如果連第 4 章介紹的**空間**都能察覺，驅動肢體的想像就會改變。請試著在想像之後做做看平常常做的動作。如果覺得有些不一樣，就更能察覺靈活的動作與僵硬的動作有什麼不同，也就能**懂得讓身體自行判斷動作的靈活度，而不是透過大腦思考動作的靈活度**。

其實在做這類動作的時候，儘管動作不大，但自然而然會產生**螺旋**的動能，請試著以這種螺旋動能的方式走路。此時的重點在於就算走得不順，也要繼續走下去。**該做的不是以走路這個動作為優先**，而是以這種螺旋的方式往前走。

如此一來，就能發現自己的身體是否僵硬。如果排斥這種練習，**代表內心或想法比身體還要僵硬，問題也更加嚴重**。請試著問自己「為什麼會排斥這種練習」，**不需要責備自己，只需要反問自己**，如果之後覺得做做這種練習也無妨，就試著做做看。

**這不是一件會讓人感覺不到樂趣或舒適、或只會皺著眉頭覺得困難的事情，更不是**

**努力去做就夠的練習。而動作的柔軟度，也反映了思維的靈活度。**

**希望大家知道的是，伸展操與動作變得靈活沒有關係。**如果是從事舞蹈或是其他特殊活動的人，以及身體因為受傷而有些問題的人，可將**伸展操當成復健**來做。

我覺得自己很難判斷自己的動作是否靈活，所以才會不自覺地將關節的可動範圍當作動作是否靈活的指標，但這麼一來，不管過了多久，動作的品質都不會提升，所以建議大家請懂得箇中原理的人幫忙檢視動作，再努力讓自己的動作變得靈活會比較好。

## 不要封閉身體，讓能量流動

接著是第 4 章與空間有關的內容，**討論的是不要讓自己封閉在身體這個殼裡，讓身體往外部的空間延伸**這類內容。

我們都是靠著身體的動作完成想要完成的事情，如果能量一直停留在體內，就無法移動東西，也無法走路。這個意思是，讓能量流至體外，才能移動物品或是走路（讓自己移動）。

換言之，**移動肢體是手段而不是目的**。為了鍛鍊身體而活動肢體的人，以及為了跳

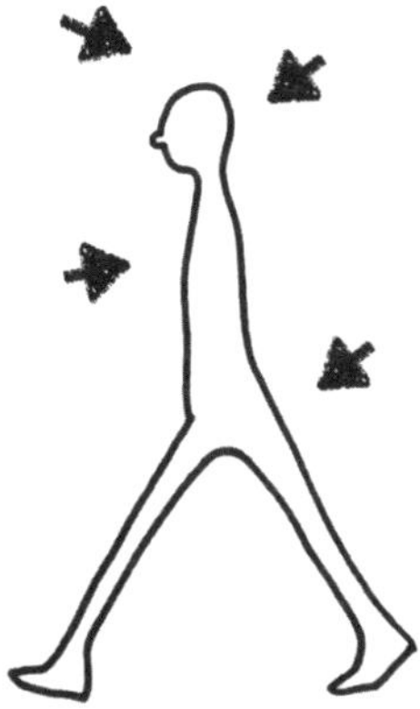

**太過注意走路的方式，**
**能量就會留在體內。**

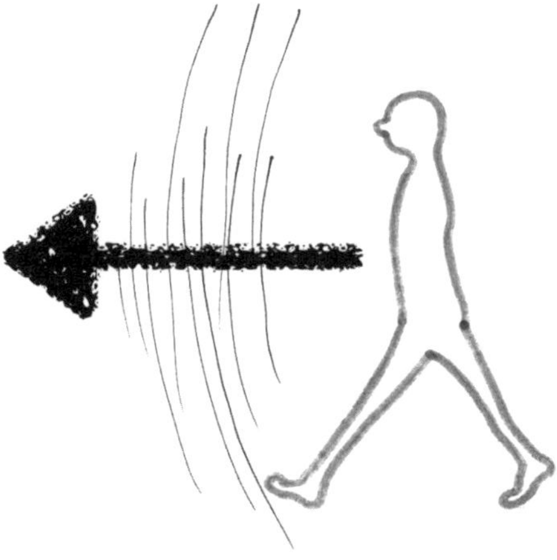

**將注意力放在移動這件事，**
**就有必要讓能量往外流動。**

舞、演戲而運用肢體的人，尤其需要知道這件事。

就算很懂得訓練，也不一定能讓訓練成果在走路這個日常動作或是某些簡單的運動應用，就算拼命展現肢體，有時候只會讓人覺得表演得太過用力，無法傳遞任何訊息。

比方說，要在舞台劇表現「很美麗的天空」時，通常都會讓雙臂張開，此時能量通常會停留在雙手，這代表**所有的能量都用在張開雙臂這個動作**，若問觀眾此時看到了什麼（注意到什麼）？，大概就是表演者的手，觀眾會不知不覺地注意能量匯聚之處，以及表演者最在意的部分。

如果表演者的能量不是停留在雙手，而是往更外部的空間延伸，觀察當然就會將注意力放在表演者本來想要傳遞的訊息，也就是「美麗的天空」。

前者的情況把張開雙臂這個運用肢體的行為當成了目的，後者則是當成手段。

又或著，在推某個物體時，身體是否延伸到外部空間是評估能量是否反彈的指標。

## 其他人的視線（意識）望向何處呢？

**能量停留在手上時…**

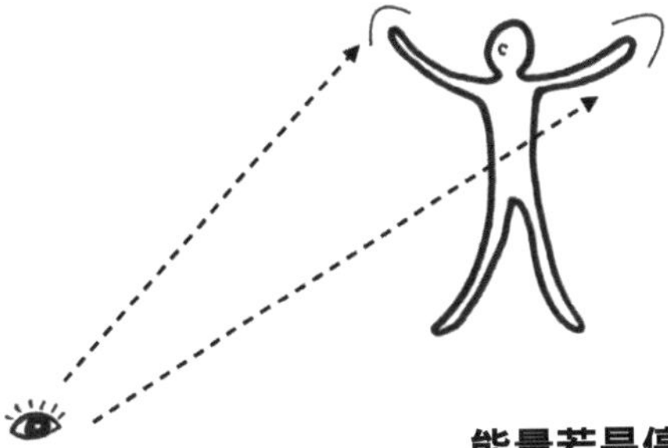

在舞台表演時，非常需要懂得這個道理。

**能量若是停留在更外部的空間！**

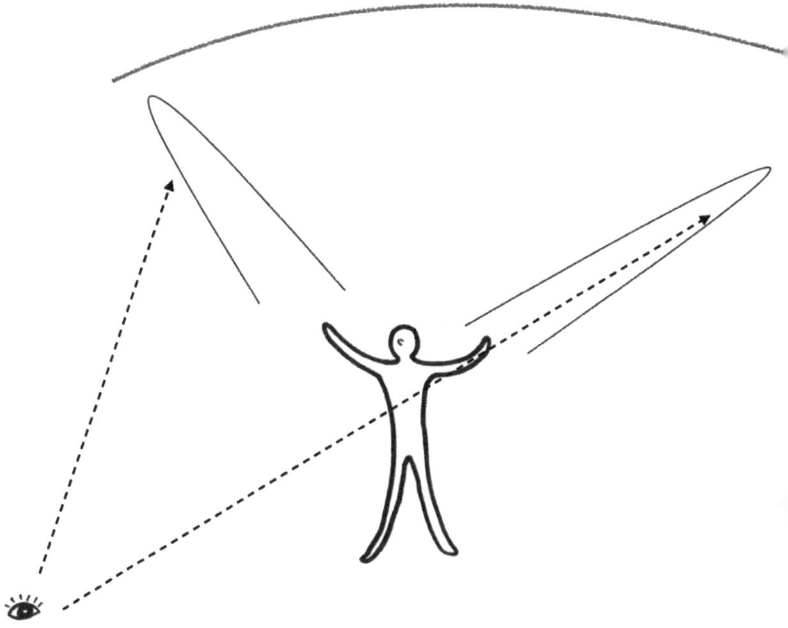

如果覺得能量一直反彈，就會誤以為自己「已經充份發揮了力量」，但**其實這些反彈的能量都沒傳遞到物體上**，換言之，力量都逸散了。

要想察覺這點，就要讓**呼吸通暢**。只需要保持正常呼息，不要憋氣，讓身體內部的空間與外側的空間一樣敞開，最好能讓**內部空間與外部空間合而為一**。

此時若能發出聲音，就能讓內部空間與外部空間結合。要透過身體感受「空間」這個抽象的概念，最建議的方法就是**發出宏亮的聲音，讓聲音傳向遠方**，如此一來就能感受到身體內側與外側的空間。

另一個比較單純的話題就是在戶外活動身體，不僅能開拓視野，**皮膚感受到的空氣也會擴張身體的感官**，也會讓意識更容易離開身體。

在戶外能夠接受到許多來自外部空間的資訊，自然而然注意力會落在外部。就算在活動身體時，需要注意自己的身體部位，但是待在室內活動時，還是要提醒自己，不要老是注意自己的內部空間，要同時注意內部與外部空間。

**不斷地累積同時注意體內空間與體外空間的經驗**，就能下意識地在身體內部與外部創造寬廣的空間，也能夠移動這些空間。

## 自然體在不自然之後形成

一旦體內空間與體外空間能不知不覺地連結，就會知道自己是否已是**自然體**，而自然體便是第5章的主題。

一如「自然」這個詞彙的意思，**自然體指的不是個人的放鬆狀態**，而是順應自然法則，與動物的動作相似的動作，而且還是身體不受內在、情緒過度干涉的狀態。

自然體不是自然而然得到的狀態，而是提升身體各零件的協調性之後的**協調體**。**學會這項維持身心協調性的技術之後**，自然體就不是什麼特別的狀態了。

要想學會這項技術，就得**提升身體各零件的獨立程度，讓身心暫時分離，之後再予以整合**。雖然這個過程需要耗費不少心力，但最後就能得到**真正的自然體，能不知不覺**

**地做出理想的反應**。

雖然這只是我個人的例子，某次戶外表演時，在我轉身用力往前跑的時候，看到與膝蓋差不多高的長板凳就位於膝蓋旁邊。如果撞到這個長板凳，肯定會跌倒，整個人摔飛出去。

雖然我在看到板凳的瞬間，覺得「糟了，危險」，卻在下個瞬間跳上長板凳。感覺上，**在我覺得危險的那個瞬間，我就開始往上跳，等到我覺得安全了，剛好落在長板凳上**。我沒做過任何跳上東西的練習，我自己也對自己突如其來的反應嚇了一跳（笑）。

我不敢說，能做到這件事是因為我做了本書介紹的內容，但這的確是以前的我，絕對想像不到的事情。

所謂的自然體，並不是「放輕鬆地待著就好」，而是要讓自己的身體成為協調體，提升身體的精確度，變得能夠專心處理當下需要處理的事情。**沒有多餘的不安與慾望，**

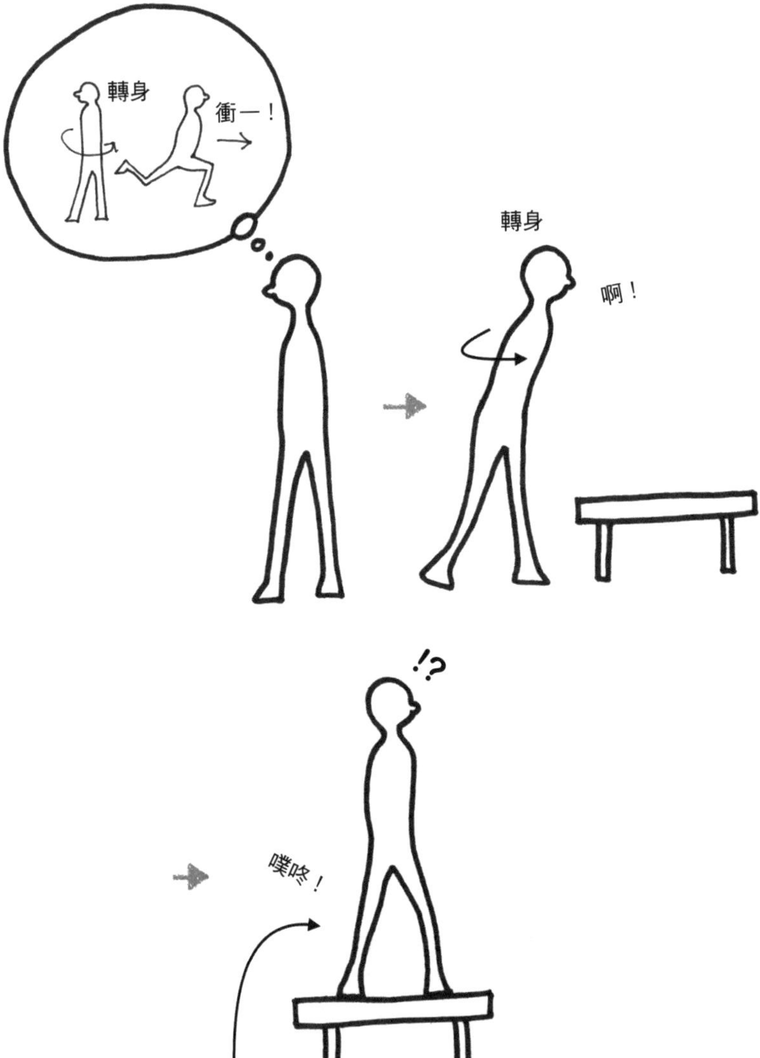


**以前的自己完全沒想到能做到這件事！**

**只是專心地做該做的事，而且甚至沒發現自己進入這樣的狀態**，我認為這就是**平時訓練的精髓**。

## 何謂理想的訓練？

就算做一樣的訓練，加入本書這五章的內容之後，訓練的內容與意義應該會改變。

就算真的有所謂理想的訓練，我還是希望大家能站在本書的觀點，試著**讓眼前的訓練變成理想的訓練**。

不對，若要說得更正確的話，就是不自己將原本的訓練變成理想的訓練，就不會是真正理想的訓練，為此，**得在每次訓練時，都不斷地試著讓訓練變成「更理想的訓練」**。

就算是大家都異口同聲稱讚的訓練，一旦劃地自限，莫名地跟自己說「做到這樣就夠了」，就很有可能養成壞習慣。此外，**若誤以為「自己做得很好」**，身體不會因此變好，只有大腦會覺得滿足而已。

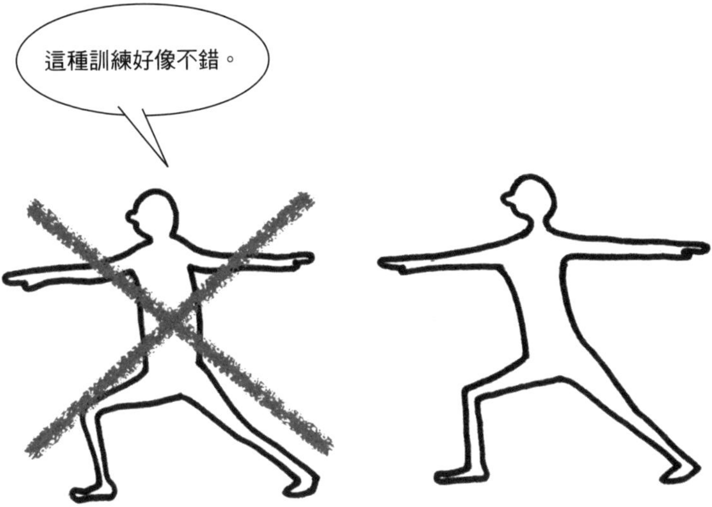


**自行讓訓練變得更理想！**

這就是對「自我」的偏執，也會讓我們離自然體越來越遠。在這樣的狀態下，絕對沒辦法邊看邊偷學，甚至無法發現自己視而不見的問題。

## 生存之道的表徵

面對訓練的態度就是當事人的生存方式。

本書之所以不傳授任何方法論，也不想讓大家只覺得自己懂了，卻沒有半點行動，是希望大家不要無條件地接受所謂的理想訓練，**不希望大家將自己的人生交給別人**，我也相信每個人都能靠自己的雙腳前進。

還請大家進行理想的訓練。

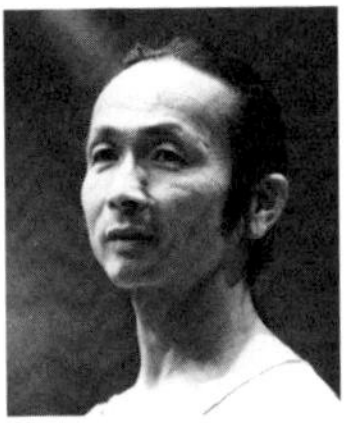

## 著者◎JIDAI

1985年以自學的方式開始練習默劇。從1996年開始，向泰瑞布列斯學習舞台藝術的（波蘭的）默劇十年，也因此有機會拓展「默劇才是人生」的相關活動。於此同時，向藤間玉左保老師學習日本舞踊。在接受日本唯一的默劇指導14年之後，從2010年開始主持「JIDAI ORGANIC MIME」，又於2012年創立「日本Art MIME協會」。曾六次被波蘭國際默劇藝術祭邀請為來賓。以身體撰寫的詩時而超現實，時而可怕，時而溫柔。這類舞台作品定期與日本的劇場Theatre X（cai）演出，也負責主持由劇場主辦的演員訓練（Art MIME塾）。
此外，還發明了情感表達訓練法「Emotional Bodywork」，同時創立了各種教室、聲音訓練，原始步的課程，透過武術、體育以及各種肢體訓練幫助學員學會運用肢體的方法。

MIME Artist JIDAI
http://jidai9.wixsite.com/jidai

插畫● JIDAI
本文設計●澤川美代子
書籍設計●やなかひでゆき



# 動動天才

## 伸展、重訓前提升運動感的高效法

出　　版／楓葉社文化事業有限公司
地　　址／新北市板橋區信義路163巷3號10樓
郵政劃撥／19907596　楓書坊文化出版社
網　　址／www.maplebook.com.tw
電　　話／02-2957-6096
傳　　真／02-2957-6435
作　　者／JIDAI
翻　　譯／許郁文
責任編輯／黃穫容
內文排版／楊亞容
港澳經銷／泛華發行代理有限公司
定　　價／420元
初版日期／2025年8月

國家圖書館出版品預行編目資料

動動天才：伸展、重訓前提升運動感的高效法 / JIDAI作；許郁文譯. -- 初版. -- 新北市：楓葉社文化事業有限公司, 2025.08
面；　公分

ISBN 978-986-370-833-9（平裝）

1. 運動　2. 運動訓練 3. 運動指導

411.71　　114008888